Savreen Kaur

TÉCNICAS NÃO FARMACOLÓGICAS DE GESTÃO DO COMPORTAMENTO

Savreen Kaur

TÉCNICAS NÃO FARMACOLÓGICAS DE GESTÃO DO COMPORTAMENTO

ScienciaScripts

Imprint

Any brand names and product names mentioned in this book are subject to trademark, brand or patent protection and are trademarks or registered trademarks of their respective holders. The use of brand names, product names, common names, trade names, product descriptions etc. even without a particular marking in this work is in no way to be construed to mean that such names may be regarded as unrestricted in respect of trademark and brand protection legislation and could thus be used by anyone.

Cover image: www.ingimage.com

This book is a translation from the original published under ISBN 978-620-7-64755-2.

Publisher:
Sciencia Scripts
is a trademark of
Dodo Books Indian Ocean Ltd. and OmniScriptum S.R.L publishing group

120 High Road, East Finchley, London, N2 9ED, United Kingdom
Str. Armeneasca 28/1, office 1, Chisinau MD-2012, Republic of Moldova, Europe
Printed at: see last page
ISBN: 978-620-7-67412-1

Copyright © Savreen Kaur
Copyright © 2024 Dodo Books Indian Ocean Ltd. and OmniScriptum S.R.L publishing group

ÍNDICE

INTRODUÇÃO

"A INFÂNCIA MOSTRA O HOMEM COMO A MANHÃ MOSTRA O DIA".

MILTON

As crianças são o bem mais importante que qualquer sociedade pode ter. Por isso, um estudo adequado sobre elas, em todos os aspectos, não só ajuda a sua melhor educação, como também estabelece o cimento sólido sobre o qual a humanidade pode subir ao zénite dos empreendimentos humanos.

A medicina dentária comportamental é uma ciência interdisciplinar. O objetivo desta ciência é desenvolver num dentista uma compreensão da força social interpessoal que influencia o comportamento de um paciente. A base da prática da medicina dentária em crianças é a capacidade de as orientar através das suas experiências dentárias.[1]

A orientação comportamental é o processo através do qual os profissionais ajudam os pacientes a identificar comportamentos adequados e inadequados, a aprender estratégias de resolução de problemas e a desenvolver o controlo dos impulsos, a empatia e a autoestima. Este processo é um processo contínuo de interação que envolve o dentista e a equipa dentária, o paciente e os pais; os seus objectivos são estabelecer a comunicação, aliviar o medo e a ansiedade, prestar cuidados dentários de qualidade, construir uma relação de confiança entre o dentista/equipa e a criança/pais, e promover a atitude positiva da criança em relação aos cuidados de saúde oral. O conhecimento da base científica da orientação comportamental e as competências em comunicação, empatia, tolerância, sensibilidade cultural e flexibilidade são necessários para uma implementação adequada. A orientação comportamental nunca deve ser uma punição por mau comportamento, afirmação de poder ou uso de qualquer estratégia que magoe, envergonhe ou menospreze um paciente.

Existe uma lacuna nos resultados de todos os estudos sobre a psicologia e o desenvolvimento da criança. Isto deve-se ao facto de a criança não poder falar por si própria. O seu comportamento é observado, relatado e interpretado, mas a criança não pode exprimir os seus sentimentos em relação aos adultos que controlam a sua vida.[2]

O padrão de comportamento de uma criança em qualquer situação é governado pela sua dotação física e mental herdada e, à medida que se desenvolve, pelo condicionamento que recebe através do contacto com o seu ambiente. O facto de as crianças aceitarem o tratamento dentário de forma graciosa, ou recusarem-no totalmente, dependerá da forma como foram condicionadas. O condicionamento emocional das crianças em relação à medicina dentária, tal como em relação a outras experiências que fazem parte da infância, é formado principalmente em casa e sob a orientação dos pais. Se o dentista quiser realizar um trabalho dentário satisfatório para os seus pacientes infantis, deve ter a sua total cooperação. Ele só pode assegurar esta cooperação se compreender a constituição emocional das crianças e dos seus pais. O tratamento correto das crianças no consultório dentário é da responsabilidade do dentista. [3]

Nós, como **DENTISTAS PEDIÁTRICOS,** devemos preocupar-nos com toda a criança, incluindo o seu bem-estar emocional e físico, tanto agora como no futuro. O conhecimento do desenvolvimento psicológico é necessário não só para compreender a reação da criança à medicina dentária e para obter a sua cooperação, de modo a completar a tarefa que temos em mãos, mas também para assegurar que a criança não sofra mais danos do que benefícios com as nossas ministrações. O desenvolvimento psicológico de uma criança é um processo complexo em que existe um forte fator genético, que é modificado pelo ambiente em que a criança cresce.[2]

O desenvolvimento da criança nem sempre segue uma trajetória suave ou previsível. As perturbações comuns tendem a aparecer em fases-chave do desenvolvimento, desde a infância até à adolescência. É necessária uma intervenção precoce para evitar a persistência destas perturbações na vida adulta. Por isso, é necessário reconhecer precocemente e recomendar intervenções que favoreçam resultados óptimos. A meia infância é um período difícil, pois as relações com os colegas, a escola e o mundo social em geral tornam-se cada vez mais complexas. Negociar o seu caminho com sucesso requer uma consciência social e uma empatia cada vez maiores, bem como a compreensão de que a perspetiva das outras pessoas pode ser muito diferente da sua. Durante este período de desenvolvimento, os clínicos assistem ao aparecimento de um leque cada vez mais vasto de dificuldades e perturbações. Para podermos oferecer tratamentos adequados e eficazes, é importante reconhecer precocemente os sintomas críticos. O objetivo clínico é aumentar a resiliência da criança e da família para que qualquer perturbação no desenvolvimento psicológico, social e emocional da criança seja minimizada. [3]

Durante a adolescência, a criança e a família têm de negociar questões de individuação, autonomia e autoridade parental. Apesar do potencial para o crescimento da compreensão emocional e social, bem como para o aumento da independência, esta é uma altura em que se verifica o aparecimento de psicopatologia internalizante e externalizante significativa. As perturbações mais comuns incluem a depressão, a automutilação, as perturbações alimentares e o abuso de substâncias, sendo que alguns jovens vulneráveis são afectados por psicoses bipolares ou esquizofrénicas.[3]

Um dos pilares da prática da odontopediatria é a capacidade de orientar positivamente as crianças ao longo da sua experiência dentária e encorajar uma atitude dentária positiva, de modo a melhorar a sua saúde oral. A ansiedade associada aos procedimentos dentários pode refletir-se no comportamento da criança. Por conseguinte, é importante que os odontopediatras sejam capazes de avaliar as características psicológicas e pessoais e as respostas comportamentais da criança, a fim de identificar a necessidade de modificações nas abordagens de gestão para reduzir a ansiedade dentária. A avaliação do comportamento da criança serve de ajuda na orientação de uma abordagem comportamental individualizada que facilita o tratamento dentário e fornece um meio para registar sistematicamente os comportamentos para futuras consultas. A grande maioria das técnicas de gestão do comportamento praticadas são direccionadas principalmente para a criança em idade pré-escolar, dos 3 aos 6 anos. A criança em idade pré-escolar requer claramente mais energia e talento para uma gestão eficaz. Na prestação de cuidados de saúde oral a bebés, crianças, adolescentes e pessoas com necessidades especiais de cuidados de saúde, pode ser utilizado um conjunto contínuo de técnicas de orientação comportamental, tanto não farmacológicas como farmacológicas. As várias técnicas de orientação comportamental utilizadas devem ser adaptadas a cada paciente e a cada profissional. A promoção de uma atitude dentária positiva, a segurança e a qualidade dos cuidados são da maior importância.[4]

A capacidade de tratar crianças com sucesso depende de muitos factores, entre os quais o prazer é a maior satisfação. Para tal, a personalidade e a maneira de ser do dentista devem refletir-se na administração do consultório, criando um ambiente dentário que reflicta esse estilo, satisfaça as necessidades das crianças e

facilita o desenvolvimento de uma boa relação. É importante notar que as crianças variam no seu desenvolvimento e que a idade cronológica e psicológica nem sempre correspondem. Assim, o dentista deve considerar ambas ao planear uma técnica de tratamento.[4]

O tratamento dentário, com todas as suas características, representa um ato bastante stressante que tem influência em todos os seus participantes (crianças, seus pais e pessoal de saúde dentária). Os efeitos negativos que daí podem advir têm consequências a curto e a longo prazo. As de curto prazo estão relacionadas com falhas imediatas do tratamento dentário
(início, evolução, fim e prognóstico), que podem ser corrigidos com esforços adicionais dos médicos. A existência de consequências a longo prazo em pacientes infantis é de especial importância clínica. Está relacionada com o facto de as visitas ao dentista serem evitadas, com o agravamento consecutivo da saúde oral e total dos pacientes durante longos períodos de tempo. As raízes destas consequências estão relacionadas com o estado psicológico dos participantes relativamente ao tratamento dentário. Na

medicina dentária moderna (pediátrica), a compreensão desta dimensão psicológica tornou-se um facto inevitável para prestar atenção a um tratamento dentário qualitativo e completo.[5]

A ansiedade e a fobia dentárias podem ter impactos adversos na qualidade de vida de uma pessoa, pelo que é imperativo identificar e aliviar estes obstáculos significativos para abrir caminho a uma melhor saúde oral e ao bem-estar geral do indivíduo.[6]

Para algumas crianças, uma visita ao dentista não é um acontecimento extraordinário. Criar uma relação forte na primeira visita da criança ajuda a criar uma atmosfera confortável em que a criança não se sente ameaçada. As crianças fazem muitas vezes juízos sobre o seu dentista com base na sua aparência e, frequentemente, registam e analisam todas as palavras, movimentos e gestos do dentista durante uma consulta dentária. Uma relação amigável com o dentista pode ajudar os doentes a lidar com estímulos específicos de identificação, tais como a visão da agulha anestésica e a visão, som e sensação da peça de mão e da broca dentária, que demonstraram provocar ansiedade. Miller enfatizou a necessidade de reduzir tanto quanto possível a ansiedade e o medo do doente em relação à medicina dentária. Uma vez que os medos têm a sua génese na infância, é lógico escolher as crianças como alvo deste estudo. As crianças que têm interacções positivas com o seu dentista

terão menos probabilidades de desenvolver um medo de dentistas e sentirão menos ansiedade durante as consultas no dentista. Como resultado, terão mais probabilidades de visitar o dentista em adultos e terão uma melhor saúde dentária. Dada a importância da saúde dentária, todos os membros da profissão de dentista têm de estar cientes das percepções, preferências e medos dos doentes, de modo a satisfazer as suas necessidades e a prestar-lhes cuidados de qualidade de uma forma reconfortante e que reduza a ansiedade.[7]

A gestão do comportamento dos pacientes infantis é essencial na prática da medicina dentária pediátrica. O comportamento das crianças pode ser gerido utilizando várias técnicas que foram amplamente descritas na literatura. É necessário compreender quais das várias técnicas são aceitáveis para os pais, uma determinada técnica ou desaprovação. Tendo isto em conta, deve procurar-se uma comunicação óptima entre pais e dentistas, para que os pacientes pediátricos recebam o melhor tratamento dentário possível. Ao longo da história da odontopediatria, foram feitas tentativas para assegurar a cooperação dos pacientes pediátricos durante o tratamento dentário. As diferentes técnicas de gestão do comportamento têm tido como objetivo manter a comunicação com o doente e, ao mesmo tempo, eliminar o comportamento inadequado.[8]

Devido ao elevado risco envolvido nas intervenções farmacológicas, é obrigatório que o dentista e a equipa dentária sigam as directrizes adequadas, sejam devidamente formados e estejam suficientemente equipados com as infra-estruturas apropriadas antes de as intervenções farmacológicas poderem ser incorporadas. Todos os tratamentos bem sucedidos dependem da cooperação entre o dentista e o doente, pelo que um doente relaxado resultará obviamente numa atmosfera menos stressante para a equipa dentária e em melhores resultados de tratamento.[8]

REVISÃO DA LITERATURA

Janet A. Taylor (1953)[9] afirmou que uma escala de ansiedade manifesta, consistindo em itens retirados do Inventário Multifásico de Personalidade de Minnesota, considerados pelos clínicos como indicativos de ansiedade manifesta, foi desenvolvida como um dispositivo para selecionar sujeitos para experiências de motivação humana. Após análise estatística, a escala original de 65 itens foi reduzida às 50 afirmações mais discriminatórias. Estes itens, complementados por 225 afirmações não indicativas de ansiedade, são apresentados sob o título de Inventário Biográfico. São apresentados dados normativos e correlações teste-reteste encontrados com pontuações de escala retiradas do Inventário Biográfico. Foi efectuada uma revisão mais profunda da escala, na qual alguns itens foram reescritos numa tentativa de simplificar o vocabulário e a estrutura das frases. As características das pontuações obtidas com esta versão revista são semelhantes às da versão anterior. Numa tentativa de determinar a relação entre as pontuações da escala de ansiedade e a ansiedade manifesta, tal como definida e observada pelo clínico, foram comparadas as pontuações de ansiedade de grupos de indivíduos normais e de doentes psiquiátricos.

Henry Lautch (1971)[10] apresentou um estudo controlado de 34 pacientes com fobia dentária para explorar os factores predisponentes e etiológicos da fobia dentária. A proporção de homens e mulheres foi de I @1@6, sem diferença na classe sócio-ocupacional dos dois grupos, nem houve grande diferença na história médica, exceto pelo facto de 4 no grupo de estudo terem uma história de epilepsia. A ansiedade manifesta foi avaliada clinicamente e classificada numa escala de cinco pontos. Os fóbicos tinham uma pontuação de ansiedade significativamente mais elevada, para o que contribuíram principalmente 8 mulheres com ansiedade difusa e 4 outras mulheres com outras fobias para além da dentária. Todos os indivíduos completaram o E.P.I. e os fóbicos dentários tinham um perfil para N e E quase idêntico ao dos neuróticos de ansiedade, enquanto os controlos eram mais extrovertidos do que a população em geral. O traumatismo dentário foi considerado o fator etiológico mais importante na fobia dentária e duas experiências desse tipo separaram distintamente os dois grupos.

James T. Barenie et al. (1977)[11] afirmou que a simpatia, o reforço social e a linguagem significativa para a criança podem ser utilizados para tornar a visita da criança ao dentista mais agradável. Cada novo instrumento ou procedimento deve ser explicado, gradualmente

orientando-o para níveis mais elevados de estímulos promotores de ansiedade. Um sorriso, elogio ou outra forma de reforço social deve ser dado após o comportamento adequado. Uma combinação de dessensibilização, modelação e gestão de contingências pode produzir o comportamento mais gratificante.

Judy Dunn (1983)[12] apresentou uma análise que considera (1) as provas recentes sobre a natureza da interação entre irmãos a partir de estudos observacionais de crianças em idade pré-escolar e (2) as implicações desenvolvimentais destas provas. A interação entre irmãos é discutida em termos de interação "recíproca" e "complementar". A influência dos irmãos está mais plausivelmente associada às características recíprocas da relação e ao desenvolvimento sócio-cognitivo. As variáveis do "estatuto de irmão", objeto de investigação anterior, não foram consistentemente relacionadas com as características recíprocas, mas sim com as complementares, que são provavelmente de menor importância para o desenvolvimento. A investigação sobre as origens das diferenças individuais acentuadas entre irmãos deve ter em conta a influência mútua das relações parentais e entre irmãos, e não apenas as variáveis do estatuto de irmão.

I, Mejare et al.(1989)[13] realizaram um estudo no qual cento e oitenta e seis crianças em idade pré-escolar, geralmente saudáveis, encaminhadas para uma clínica de pediatria devido à falta de cooperação na situação dentária, foram inquiridas relativamente a algumas características e factores de fundo considerados importantes como possíveis origens do comportamento não cooperante. A informação foi obtida através de entrevistas com os dentistas que encaminharam a criança e os pais, de um teste de desenvolvimento da criança e de registos dentários. Apesar da alta prevalência de cárie, o tratamento odontológico antes do encaminhamento foi caracterizado por poucas medidas restauradoras. Os resultados também mostraram que as crianças constituíam um grupo heterogéneo no que diz respeito às variáveis estudadas. Além disso, os dentistas que encaminharam as crianças representavam vários recursos em termos de conhecimento auto-relatado e tempo para tratar esta categoria de crianças. Os dados fornecem uma base para comparações com um grupo de referência, a ser apresentado num estudo posterior.

George Acs et al.(1990)[14] Os directores de programas de formação avançada em odontopediatria foram inquiridos para examinar os padrões de utilização de várias técnicas de contenção física e farmacológica nos últimos cinco anos. Os resultados indicam que, embora o uso geral de sedação tenha diminuído, o uso de agentes sedativos orais aumentou. A diminuição líquida resultou de grandes reduções na administração parentérica. Embora os resultados do inquérito tenham revelado grandes diminuições na utilização de mão-sobre-boca e mão-sobre-boca com restrição das vias respiratórias, a utilização de outras técnicas de contenção física continuou a ser utilizada ao mesmo ritmo. Os programas que relataram alterações no uso de óxido nitroso dividiram-se igualmente entre o aumento e a diminuição da utilização. O padrão de uso da anestesia geral, no entanto, foi claramente unidirecional.

A. De Jongh et al.(1995)[15] efectuaram um estudo que contribuiu para a compreensão dos mecanismos envolvidos no desenvolvimento e manutenção da ansiedade dentária. Os sujeitos eram 224 estudantes universitários de psicologia que preencheram questionários sobre ansiedade dentária, experiências dolorosas e traumáticas, cognições negativas, crenças dentárias e como a sua atitude em relação ao tratamento dentário tinha mudado durante a sua vida. Os resultados mostraram que tanto a medida em que os tratamentos dentários anteriores foram percepcionados como dolorosos como a medida em que estes incidentes foram relatados como traumáticos estavam significativamente relacionados com a ansiedade dentária. Também foram encontradas evidências para apoiar a hipótese da inibição latente, que prevê que os pacientes adquirem menos facilmente a ansiedade dentária no caso de terem recebido um número de tratamentos relativamente indolores antes do condicionamento. Ambos os resultados confirmaram os obtidos anteriormente por Davey num desenho concetualmente semelhante. Além disso, a frequência de cognições negativas sobre o tratamento dentário e a ansiedade dentária parecem estar positivamente relacionadas. Foram encontradas diferenças significativas entre os Ss altamente ansiosos e os Ss que apresentavam baixos níveis de ansiedade numa variedade de expectativas e crenças relacionadas com a realização de tratamentos dentários. Os resultados foram discutidos em termos de uma perspetiva cognitivo-comportamental da ansiedade dentária.

Douglas H . Barton et al.(1993)[16] realizaram um estudo para documentar se existia uma diferença significativa no número e na gravidade dos medos generalizados e dos medos dentários entre os pacientes que tiveram e os pacientes que não tiveram contacto com a boca e~ou contenção quando eram crianças. Foram examinados os registos dos pacientes de uma clínica infantil de uma escola de medicina dentária e de um consultório dentário pediátrico privado para identificar os pacientes que tinham sido sujeitos a mão-sobre-a-boca e~ou contenção. Um conjunto de perguntas verbais foi concebido, testado e utilizado para verificar as diferenças entre o grupo HOM/contenção e o grupo de comparação. Cento e vinte e dois sujeitos foram entrevistados, 61 que tinham experimentado HOM/contenção e 61 que não tinham. Quando comparados os medos generalizados e os medos dentários específicos, os dois grupos não apresentaram diferenças estatisticamente significativas. Quando perguntados sobre como se sentiam em relação à visita ao consultório dentário, houve uma diferença estatisticamente significativa entre os dois grupos. Quando três formatos diferentes foram usados para questionar os sujeitos relativamente às suas memórias dentárias iniciais, os dois grupos não mostraram diferenças estatísticas nas respostas negativas ou positivas. Mais de duas vezes mais sujeitos HOM/contenção do que sujeitos de comparação descreveram experiências negativas num consultório médico ou hospital. Esta diferença foi estatisticamente significativa.

Brett R. Kuhn et al. (1994)[17] afirmou que a mudança de atitudes por parte dos dentistas e dos pais resultou num interesse crescente dos dentistas em desenvolver técnicas adicionais de gestão do comportamento infantil. A investigação colaborativa entre dentistas e psicólogos comportamentais foi encorajada pela Academia Americana de Odontopediatria (AAPD) para abordar estas preocupações, mas é necessária investigação adicional. Este documento descreve três técnicas que, de uma perspetiva da ciência comportamental, são promissoras para os dentistas pediátricos que gerem crianças perturbadoras. Para além do apelo científico, estas técnicas parecem ter potencial para serem aceites e incorporadas no consultório dentário. Embora a investigação inicial sugira que estes procedimentos podem ser facilmente integrados na prática de rotina, são eficientes em termos de tempo e de custos e são relativamente fáceis de aprender, é necessária investigação adicional para estabelecer claramente a sua validade externa, eficiência de custos e facilidade de implementação. A discussão centra-se em questões relevantes para a incorporação de novas tecnologias no currículo das escolas de medicina dentária e para a sua divulgação junto dos dentistas em exercício.

M. T. Hosey et al.(1995)[18] efectuaram um estudo para avaliar quatro escalas comportamentais que têm sido utilizadas para avaliar crianças ansiosas durante o tratamento dentário: As escalas de Frankl (F), Houpt **(H),** Visual Analogue (VAS) e Global Rating **(GR)**. O estudo mediu a concordância em três das escalas (F, H e VAS) entre dois juízes especialistas no tratamento de crianças ansiosas e também entre quatro outros dentistas. Os dentistas operacionais pontuaram cada visita utilizando a quarta escala (GR). Vinte e nove crianças ansiosas com idades compreendidas entre os 3 e os 16 anos, que tinham sido encaminhadas para uma clínica especializada, foram incluídas no estudo e 64 visitas separadas foram registadas em cassete de vídeo.

O painel de dois juízes avaliou o comportamento das crianças em todas as 64 visitas, e o painel de quatro juízes avaliou um segmento de 12 visitas. As comparações dentro e entre os painéis de dois e quatro juízes mostraram uma concordância estreita nas escalas Visual Analogue e Houpt, mas não na escala Frankl. Registou-se uma correlação significativa entre a escala de classificação global e as escalas visual analógica, de Houpt e de Frankl.

Arnrup et al.(2002)[19] realizaram um estudo cujo objetivo era investigar o medo, o temperamento, os sintomas comportamentais e a inteligência verbal num grupo de estudo de pacientes dentários infantis não cooperantes, em parte em comparação com um grupo de referência de pacientes dentários infantis normais. Um segundo objetivo era explorar uma hipótese de heterogeneidade através da procura de subgrupos dentro do grupo de estudo. Os pais de 86 crianças do grupo de estudo (36 com idades compreendidas entre os 4 e os 7 anos e 50 com idades compreendidas entre os 8 e os 12 anos) e 117 crianças do grupo de referência (com idades compreendidas entre os 8 e os 12 anos) responderam a um questionário relativo ao medo dentário e geral, temperamento e comportamento geral. As crianças do grupo de estudo realizaram um teste de vocabulário para medir a inteligência verbal. Os dados foram analisados com uma abordagem baseada em variáveis e em pessoas. Para além do medo dentário, um nível mais elevado de impulsividade discriminou mais claramente as crianças do grupo de estudo das do grupo de referência. As análises de agrupamento revelaram quatro subgrupos diferentes de medo e personalidade dentro do grupo de estudo. Os pacientes dentários infantis não cooperantes constituem um grupo heterogéneo. Podem ser identificados subgrupos com diferentes perfis de medo, temperamento e problemas de comportamento. Pode presumir-se que estes subgrupos beneficiam de diferentes regimes de tratamento, o que deve ser investigado mais aprofundadamente.

B. Peretz et al.(2002)[20] analisaram aspectos das estratégias de contenção em odontopediatria que foram revistas nos últimos anos e assinalaram as estratégias que continuam a ser controversas e questionáveis. Foram seleccionados estudos que avaliaram os factores demográficos e culturais que influenciam a utilização da contenção pelos dentistas, a discussão da lógica subjacente à utilização da contenção, o papel dos pais, o consentimento informado, a utilização da contenção ao nível da licenciatura e da pós-graduação e algumas questões éticas. A localização do consultório, a prevalência de cáries e os antecedentes educacionais do dentista desempenharam um papel na seleção das estratégias comportamentais. A utilização destas técnicas variou consoante a idade do dentista e a escola de medicina dentária em que o dentista se formou. Os pais são uma perna do triângulo criança/dentista/pais e, portanto, têm um papel a desempenhar na determinação das estratégias de tratamento. Os dentistas devem selecionar técnicas que ajudem a incutir uma atitude dentária positiva na criança, realizando o tratamento de forma eficaz e eficiente. Os dentistas devem informar os pais de todos os aspectos da estratégia aplicada e devem obter a sua aprovação.

M. L. Crossley et al.(2002)[21] efectuaram uma investigação que salienta que as boas técnicas de gestão comportamental são essenciais para proporcionar um tratamento dentário infantil eficaz. Atualmente, pouco se sabe na Grã-Bretanha sobre as atitudes dos dentistas pediátricos em relação a diferentes técnicas comportamentais. Este estudo fornece uma visão preliminar sobre essas atitudes. O estudo mostrou que os dentistas pediátricos inquiridos estavam positivamente orientados para o acompanhamento da criança pelos pais durante o tratamento e, em geral, consideravam os pais como aliados úteis para facilitar o tratamento dentário da criança de forma mais eficaz.

Warren A. Brill (2002)[22] afirmou que os clínicos acreditam que as crianças, que são submetidas a um procedimento dentário invasivo após a primeira visita ao consultório, apresentam frequentemente um comportamento negativo no exame de retorno. O objetivo deste estudo foi documentar o comportamento das crianças que fazem a primeira consulta de revisão num consultório dentário pediátrico privado para determinar se a experiência de dentisteria restauradora influenciou o comportamento na revisão. Foram incluídas no estudo todas as crianças que se apresentaram para a primeira consulta de revisão no consultório particular do autor. A idade do paciente, o método de pagamento como indicador do estatuto sócio-económico e o facto de terem ou não recebido tratamento dentário restaurador após a consulta inicial foram registados pelo autor, que era também o dentista responsável. O comportamento foi avaliado utilizando a escala formulada por Sarnat, que classifica o comportamento em 5 categorias, de completamente cooperativo a completamente não cooperativo. O comportamento na visita inicial também foi registado e recuperado a partir de um exame retrospetivo dos registos dos pacientes. Os resultados mostraram que as crianças de 3 a 6 anos, que foram submetidas a dentisteria restauradora, exibiram mais comportamentos negativos do que as que não foram. Não foi encontrada diferença no comportamento das crianças com menos de 3 anos ou com mais de 6 anos de idade. Concluiu-se que, dependendo da idade, o comportamento na primeira consulta de recordação pode ser influenciado pelo facto de ter sido submetido a um procedimento dentário restaurador após o exame inicial.

Clarice S. Law et al.(2003)[23] apresentou uma visão geral afirmando que uma das dificuldades da prática da medicina dentária é ser responsável pela mais elevada qualidade de cuidados para os pacientes, ao mesmo tempo que tem frequentemente de propor soluções alternativas por uma variedade de razões, que incluem preocupações financeiras. Os médicos dentistas que tratam de crianças pequenas têm a responsabilidade acrescida de obter a cooperação dos seus pacientes para prestar o melhor tratamento. Os factores determinantes que influenciam o desenvolvimento de uma estratégia comportamental para um paciente jovem incluem o estado da doença, o desenvolvimento físico e mental da criança, as características parentais e a personalidade e capacidades do dentista. As estratégias clássicas - incluindo um ambiente de apoio no consultório, o "dizer-mostrar-fazer", a aproximação sucessiva, a distração, a modelação do comportamento e a reciclagem - correspondiam às características de cada criança e situação familiar. As tendências culturais actuais sugeriam que as formas disciplinares de estratégias de gestão do comportamento - como a mão sobre a boca, a contenção física e até o controlo da voz - estavam a perder aceitação social.

K. M. Milsom et al.(2003)[24] realizaram um estudo para examinar a relação entre a ansiedade dentária, a frequência de consultas dentárias e o historial de tratamentos anteriores em crianças de 5 anos de idade, depois de terem sido tidas em conta influências de confusão. Todas as crianças foram examinadas clinicamente e a dmft e os seus componentes foram registados. Foi enviado um questionário por correio aos pais das crianças participantes para identificar se as crianças iam ao dentista regularmente de forma assintomática ou apenas quando tinham problemas. O estatuto socioeconómico da família foi medido utilizando o Índice de Privação Material de Townsend da zona eleitoral em que residiam. As relações bivariadas entre a ansiedade e a assiduidade relatada, a experiência de cárie, o passado de extração e a história de restauração foram avaliadas através de testes de significância. Foram utilizadas análises de regressão logística múltipla para identificar factores de previsão da ansiedade dentária. As crianças ansiosas tinham significativamente mais experiência de cárie. As análises de regressão logística múltipla confirmaram que as crianças ansiosas tinham maior probabilidade de serem frequentadoras irregulares, de terem pais ansiosos e de terem sido submetidas a extracções dentárias no passado, após controlo do género e do estatuto socioeconómico. A ansiedade dentária foi uma condição bastante comum em crianças de 5 anos de idade. Estava intimamente associada a um padrão de frequência sintomática e irregular, a um historial de extração e a ter um pai ou mãe com ansiedade dentária.

Stephen A. Fayle et al.(2003)[25] apresentou uma visão geral descrevendo que a medicina dentária para crianças pode ser um desafio tanto para o doente como para o dentista. A forma como o dentista interage com o doente infantil terá uma grande influência no sucesso de qualquer tratamento clínico ou preventivo. A fim de proporcionar uma medicina dentária de alta qualidade a uma criança e, ao mesmo tempo, desenvolver uma atitude positiva em relação à saúde dentária, o dentista deve ter uma boa compreensão dos factores que podem afetar o comportamento das crianças no ambiente dentário. É essencial um conhecimento prático de estratégias para minimizar a ansiedade e tornar o comportamento positivo mais provável, assim como uma compreensão da melhor forma de lidar com a ansiedade ou o comportamento negativo.

Eaton et al.(2005)[26] realizaram um estudo para examinar as atitudes dos pais em relação às técnicas de gestão do comportamento atualmente utilizadas na medicina dentária pediátrica. Cinquenta e cinco pais viram cenas gravadas em vídeo de 8 técnicas de gestão do comportamento a serem utilizadas durante um tratamento dentário pediátrico real. As 8 técnicas mostradas foram: (1) contar-mostrar-fazer; (2) sedação com óxido nitroso; (3) contenção passiva; (4) controlo de voz; (5) mão-sobre-a-boca; (6) pré-medicação oral (sedação); (7) contenção ativa; e (8) anestesia geral. Os pais classificaram a sua aceitação de cada técnica utilizando uma escala visual analógica (EVA). Os resultados indicaram que quarenta e seis pais preencheram os formulários de inquérito para análise. A técnica Tell-show-do foi classificada como a mais aceitável, seguida (em ordem decrescente de aceitação) por: (1) sedação com óxido nitroso; (2) anestesia geral; (3) contenção ativa; (4) pré-medicação oral; (5) controlo de voz; (6) contenção passiva; e (7) mão sobre a boca. Os seguintes grupos surgiram com médias estatisticamente semelhantes: (1) tell-show-do e sedação com óxido nitroso; (2) sedação com óxido nitroso, anestesia geral e contenção ativa; e (3) anestesia geral, contenção ativa, pré-medicação oral e controlo de voz. As técnicas menos aceitáveis foram a mão sobre a boca e a contenção passiva, e as classificações para ambas as técnicas foram significativamente diferentes de todas as outras técnicas e entre si. De um modo geral, a técnica de mão sobre a boca foi a menos aceitável. A aceitação de cada técnica de gestão do comportamento não estava relacionada com a idade dos pais, o género, o nível de educação ou o estatuto social. Concluiu-se, assim, que a média da classificação de aceitação parental se situava no intervalo aceitável para todas as técnicas de gestão do comportamento examinadas neste estudo, exceto para a técnica de mão sobre a boca. A anestesia geral foi classificada como a terceira técnica mais aceitável.

G. Klingberg et al.(2006)[27] efectuaram um estudo para analisar os serviços prestados por especialistas em dentisteria pediátrica na Suécia durante 2003.

Um objetivo secundário era comparar os resultados com inquéritos anteriores. Foi enviado um inquérito através da Internet a todas as 34 clínicas especializadas em dentisteria pediátrica, tendo sido respondido por todas as clínicas. Os dados foram comparados com os resultados dos inquéritos realizados em 1983, 1989 e 1996. O número de dentistas pediátricos manteve-se relativamente constante nos últimos 20 anos, enquanto que o número de crianças encaminhadas para dentistas pediátricos aumentou 28% desde 1983. Em 2003, estimava-se que 1-3% de todas as crianças na Suécia eram tratadas numa clínica dentária pediátrica especializada. A necessidade de tratamento dentário em combinação com problemas de gestão comportamental (BMP) foi o principal motivo de encaminhamento e ocorreu em 37% de todos os encaminhamentos. A proporção de crianças medicamente comprometidas/crianças com deficiências aumentou de 6% em 1983 para 22% em 2003. O número de pacientes tratados com sedação e anestesia geral tinha aumentado desde 1983, e particularmente desde 1996. Apesar das melhorias registadas na saúde dentária das crianças e adolescentes na Suécia nos últimos 20 anos, um número crescente de crianças é encaminhado para tratamento dentário pediátrico especializado. Há uma necessidade urgente de aumentar o número de dentistas especializados em pediatria na Suécia, a fim de garantir a continuação de cuidados dentários de elevada qualidade para crianças e adolescentes.

Michelle R. McQuistan et al.(2006)[28] realizaram um inquérito no qual enviaram a todos os dentistas gerais do Iowa (N = 1.089) um questionário de 25 itens sobre a referenciação de crianças nos seus consultórios. Os autores fundiram a informação resultante com uma base de dados existente (Iowa Dentist Tracking System) para criar o conjunto de dados. Um total de 65,4 por cento dos dentistas (712) participaram. A análise de regressão logística demonstrou que um aumento na percentagem de crianças no consultório diminuía a probabilidade de o dentista encaminhar as crianças (odds ratio [OR] = 0,93, intervalo de confiança de 95% [IC] = 0,90 a 0,96). Os consultórios com mais de 5% de pacientes com seguro público tinham maior probabilidade de encaminhar crianças (OR = 1,96, IC 95% = 1,26 a 3,06), assim como os dentistas com formação adicional para além da faculdade de medicina dentária (OR = 1,69, IC 95% = 1,06 a 2,69). Estes dados indicam que tanto as características do consultório como as do dentista estão associadas à probabilidade de efetuar referenciações.

J. E. Pickrell et al.(2007)[29] realizaram um estudo que procurou "reestruturar" a memória do tratamento dentário para ajudar as crianças a desenvolver memórias positivas e a cooperar mais plenamente com o dentista em futuras consultas. O desenho comparou "cuidados habituais" mais uma intervenção concebida para reestruturar positivamente a memória com "cuidados habituais" mais um controlo para 45 crianças, com idades entre os 6 e os 9 anos, que necessitavam de duas visitas de tratamento restaurador. A intervenção ocorreu na segunda visita, imediatamente antes do tratamento dentário, e centrou-se na reestruturação da memória da criança relativamente à primeira visita de tratamento. Foi pedido às crianças que recordassem o medo e a dor que sentiram durante o primeiro tratamento dentário. O comportamento da criança melhorou da primeira visita de tratamento dentário para a segunda no grupo de intervenção, mas não na condição de controlo. Quando comparadas com os controlos, as crianças do grupo de intervenção alteraram a sua memória do medo que sentiram no primeiro tratamento e a sua memória da dor sentida.
A reestruturação da memória pode ser eficaz na redução do medo de um tratamento futuro e é facilmente adaptável à prática clínica noutras situações de cuidados de saúde.

M. A. Klaassen et al.(2007)[30] apresentaram um estudo com o objetivo de avaliar em que medida os percursos de Rachman podem esclarecer a razão pela qual uma criança é encaminhada para um especialista em odontopediatria e se outros aspectos da interação entre a criança, os pais e o dentista desempenham um papel no encaminhamento. Foram examinadas as cartas de referenciação de 500 crianças encaminhadas para um Centro de Cuidados Dentários Especiais em Amesterdão. Todos os pais preencheram o Children's Fear Survey Schedule-Dental Subscale, em nome da criança. A informação sobre a interação e o encaminhamento foi recolhida a partir da carta de encaminhamento e de uma entrevista semi-estruturada com os pais e o dentista separadamente. Oitenta pares de pais e dentistas de crianças referenciadas participaram numa entrevista semi-estruturada. Os factores da criança parecem ser os que mais contribuem para o encaminhamento. Para a causa do encaminhamento, as vias de Rachman e da comunicação foram frequentemente combinadas. Para além da aquisição do medo, como está implícito nas vias de Rachman, a interação entre a criança, o dentista e os pais também contribui para o encaminhamento de uma criança para uma clínica especializada em odontopediatria.

Prabhakar A. R et al.(2007)[31] afirmam que a dor não é a única razão para o medo da medicina dentária. A ansiedade ou o medo do desconhecido durante o tratamento dentário é um fator importante e tem sido a principal preocupação dos dentistas desde há muito tempo. Por conseguinte, o principal objetivo deste estudo foi avaliar e comparar as duas técnicas de distração, nomeadamente a distração áudio e a distração audiovisual, no tratamento de pacientes pediátricos dentários ansiosos. Sessenta crianças com idades compreendidas entre os 4 e os 8 anos foram divididas em três grupos. Cada criança teve quatro consultas dentárias - consulta de rastreio, consulta de profilaxia, consulta de preparação e restauração de cavidades e consulta de extração. O nível de ansiedade da criança em cada consulta foi avaliado utilizando uma combinação de quatro medidas: O teste de imagem de Venham, a classificação de Venham da ansiedade clínica, a frequência de pulso e a saturação de oxigénio. Os valores obtidos foram tabulados e submetidos a análise estatística. Concluiu-se que a técnica de distração audiovisual foi mais eficaz na gestão de pacientes pediátricos dentários ansiosos do que a técnica de distração áudio.

***G.* Klingberg et al.(2008)**[32] analisaram a literatura relativa à ansiedade dentária e à gestão do comportamento dentário em crianças e adolescentes no que diz respeito à prevalência, medição e factores etiológicos. A ansiedade dentária e os problemas de gestão do comportamento dentário são dois conceitos diferentes relacionados um com o outro, mas não idênticos. Cada um deles afecta aproximadamente 9% da população infantil e adolescente e ambos têm uma origem multifatorial. Os factores etiológicos incluem o tratamento dentário em si (principalmente a dor, o desconforto e a perceção de falta de controlo), o estado emocional geral e o temperamento. Para tratar crianças e adolescentes, os dentistas pediátricos precisam de avaliar o doente em relação aos aspectos psicológicos, de personalidade e de tratamento, e as avaliações podem ser efectuadas utilizando métodos bem estabelecidos para obter mais conhecimentos sobre o doente individual.

Ten Berge (2008)[33] apresentou uma visão geral das técnicas de gestão comportamental na situação dentária e preparou directrizes para o tratamento de crianças com medo dentário, centrando-se na abordagem de gestão comportamental. Foi revista a literatura relacionada com a gestão comportamental de crianças no contexto dentário. Utilizando este material, foi desenvolvido um conjunto provisório de directrizes para estratégias de gestão comportamental no tratamento de crianças com medo dentário. São discutidas estratégias comportamentais eficazes que podem ser utilizadas pelo dentista, tanto de um ponto de vista teórico como clínico. Além disso, os estudos de investigação disponíveis foram revistos e foram apresentadas sugestões para estratégias e possíveis directrizes na prática dentária.

Nada Farhat-McHayleh et al.(2009)[34] propôs que o Tell-show-do é a técnica mais popular para gerir o comportamento das crianças nos consultórios dentários. A modelação ao vivo é utilizada com menos frequência, apesar dos resultados satisfatórios obtidos em estudos realizados durante a década de 1980. O objetivo deste estudo foi comparar os efeitos destas duas técnicas na frequência cardíaca das crianças durante os tratamentos dentários, sendo a frequência cardíaca o parâmetro biológico mais simples de medir e o aumento da frequência cardíaca o indicador fisiológico mais comum de ansiedade e medo. Para este ensaio clínico aleatório, controlado, de grupo paralelo e de centro único, as crianças de 5 a 9 anos de idade que se apresentaram pela primeira vez no centro de cuidados dentários da Universidade de Saint Joseph em Beirute, no Líbano, foram divididas em 3 grupos: as dos grupos A e B foram preparadas para o tratamento dentário através de modelos vivos, servindo a mãe como modelo para as crianças do grupo A e o pai como modelo para as crianças do grupo B. As crianças do grupo C foram preparadas por um dentista pediátrico utilizando o método "contar e mostrar".

A frequência cardíaca de cada criança foi monitorizada durante o tratamento, que consistiu num exame oral e numa limpeza. Um total de 155 crianças preencheram os critérios do estudo e participaram no mesmo. As crianças que receberam a modelagem ao vivo com a mãe como modelo apresentaram frequências cardíacas mais baixas do que as que receberam a modelagem ao vivo com o pai como modelo e as que foram preparadas pelo método tell-show-do ($p < 0,01$). O modelo utilizado para o modelo vivo (pai ou mãe) e a idade da criança foram factores determinantes para os resultados obtidos. A modelagem ao vivo é uma técnica que merece ser praticada na Odontopediatria.

Sharath et al (2009)[1] realizaram um estudo retrospetivo utilizando os registos de casos de 247 crianças, para avaliar os seus padrões de comportamento, com base na modificação de Wright da escala de classificação do comportamento de Frankl. Foram utilizadas várias técnicas de gestão do comportamento, como o exercício de dizer-mostrar-fazer, reforços, controlo de voz e exercício de mão sobre a boca. O comportamento das crianças melhorou nas visitas subsequentes. O "dizer-mostrar-fazer" foi a técnica de gestão do comportamento mais utilizada e as técnicas de gestão mais aversivas foram raramente utilizadas na gestão de crianças no consultório dentário. A avaliação adequada do comportamento das crianças ajuda o dentista a planear as consultas e a prestar um tratamento dentário eficaz e eficiente. A utilização adequada de técnicas de gestão pode melhorar o comportamento da criança em visitas subsequentes ao dentista.

A. Gustafsson et al.(2010)[35] realizaram um estudo com o objetivo de investigar o papel do medo dentário (DF) e outras características pessoais em relação aos problemas de gestão do comportamento dentário (DBMP). Um grupo de estudo de 230 pacientes (7,5-19 anos de idade; 118 raparigas), encaminhados devido a DBMP, foi comparado com um grupo de referência de 248 pacientes da mesma idade (142 raparigas) em cuidados dentários normais. Os pacientes e os seus pais preencheram independentemente questionários que incluíam medidas de medo e ansiedade, sintomas comportamentais, reatividade temperamental e regulação emocional. Os pacientes do grupo de estudo encaminhados por causa de DBMP diferiam do grupo de referência em todos os aspectos investigados das características pessoais. Nas análises multivariadas, o DF foi a única variável com capacidade discriminatória consistente em todos os subgrupos de idade e género. Aspectos de ansiedade, temperamento e sintomas comportamentais contribuíram, mas de forma diferente para diferentes subgrupos e em diferentes níveis de medo dentário. Entre as crianças mais velhas e os adolescentes, o DF merece ser restabelecido como a variável discriminante mais importante para o PMSB, com pontuações claramente mais baixas do que as habitualmente utilizadas.

J. Luis de León, et al.(2010)[8] realizaram um estudo para examinar a atitude de um grupo de pais espanhóis em relação às técnicas de gestão do comportamento utilizadas na dentisteria pediátrica. Foi apresentado um vídeo com 8 técnicas diferentes de gestão do comportamento utilizadas em odontopediatria a 50 pais cujos filhos estavam a ser tratados na Universidade Internacional da Catalunha (Barcelona, Espanha). As técnicas mostradas foram: tell-show-do, sedação com óxido nitroso, contenção passiva, controlo de voz, handover-

A técnica mais aceitável foi a técnica do "contar e mostrar", enquanto a menos aceitável foi a técnica do "contar e mostrar". Os pais classificaram a aceitação de cada uma destas técnicas numa escala de 0 a 10, sendo 0 o nível mais baixo de aceitação e 10 o mais alto. A técnica classificada como mais aceitável foi a técnica de contar e mostrar, enquanto a menos aceite foi a técnica HOM. Foi encontrada uma associação entre a aceitação das diferentes técnicas e o estatuto socioeconómico e o género dos pais, e não foram encontradas diferenças entre a idade ou o género da criança tratada, ou as experiências dentárias anteriores dos entrevistados ou dos seus filhos, com a aceitação de cada uma das técnicas. As técnicas foram bem aceites por todos os inquiridos, com exceção da técnica HOM e da utilização da placa de papoose. Ao comparar este estudo com outros realizados anteriormente noutras regiões do mundo, foram encontrados resultados semelhantes.

Roberts JF et al.(2010)[36] afirmou que a gestão do comportamento é amplamente aceite como um fator-chave na prestação de cuidados dentários a crianças. Com base em várias apresentações feitas em Congressos da Academia Europeia de Odontopediatria (EAPD), em documentos que analisam a gestão comportamental preparados pelo Comité de Assuntos Clínicos da EAPD e em apresentações escritas ao Conselho Executivo da EAPD, foi concluída uma análise das várias abordagens à gestão comportamental do doente dentário infantil. Foram analisados todos os aspectos das técnicas de gestão comportamental não farmacológicas descritas na literatura nos últimos 80 anos. Assim, esta revisão destaca as técnicas comportamentais que são universalmente aceites, tais como dizer, mostrar, fazer (TSD) ou reforço positivo, mas descreve, no entanto, as técnicas mais frequentemente mencionadas para as quais existem descrições na literatura. Os dentistas pediátricos têm à sua disposição uma grande variedade de técnicas de gestão comportamental, que devem ser utilizadas de forma adequada para o benefício de cada criança doente e que, o que é importante, devem ter em conta todos os requisitos culturais, filosóficos e legais do país de prática dentária de cada dentista que se dedica ao tratamento dentário de crianças.

Maha AlSarheed(2011)[7] realizou um estudo para avaliar os sentimentos e as atitudes das crianças em idade escolar em relação ao seu dentista. Um questionário concebido para avaliar as atitudes e preferências das crianças em relação aos dentistas foi preenchido por 583 crianças (289 do sexo feminino e 294 do sexo masculino) com idades compreendidas entre os 9 e os 12 anos que frequentavam escolas públicas. 76% das crianças que preencheram o questionário referiram que já tinham ido ao dentista. Das crianças que visitaram o dentista, aproximadamente 64% relataram ter gostado da visita, 11% não gostaram da visita e 12% tiveram medo. 90% das crianças preferiam que o seu dentista usasse uma bata branca, enquanto 40% preferiam que usasse uma máscara e óculos de proteção como medidas de proteção durante o tratamento. Quando lhes foi pedido que escolhessem entre duas imagens de diferentes ambientes clínicos, 63% das crianças indicaram que preferiam uma clínica dentária decorada a uma clínica simples. O medo da anestesia local e da extração dentária foram as razões mais comuns citadas para não gostar do tratamento dentário. As crianças têm fortes percepções e preferências em relação aos seus dentistas.

J. Porritt et al(2012)[37] apresentaram uma revisão afirmando que a ansiedade dentária infantil não é apenas angustiante para a criança e a sua família, mas também está associada a resultados de saúde oral pobres e a uma maior dependência de serviços dentários especializados dispendiosos. A redução da ansiedade dentária, através do uso de técnicas psicológicas eficazes, é, portanto, de extrema importância. Embora haja uma escassez de investigação de alta qualidade que investigue a eficácia das intervenções psicológicas na gestão da ansiedade dentária das crianças, há uma série de técnicas apoiadas pela evidência que podem ser adaptadas para satisfazer as necessidades das crianças com ansiedade dentária. No entanto, a aplicação destas intervenções tem de ser rentável e viável na prática clínica diária. As intervenções de autoajuda assistida, baseadas em intervenções apoiadas pela evidência e em quadros teóricos sólidos, podem oferecer uma via promissora para a gestão da ansiedade dentária infantil.

Chaudhary Navdha et al. (2013)[38] analisaram um artigo que afirma que o comportamento da criança não cooperante deve ser alterado e controlado de modo a praticar uma medicina dentária bem-sucedida, que depende não só das competências técnicas do dentista, mas também da sua capacidade de adquirir e manter a cooperação da criança. A maioria das crianças consegue lidar com uma visita ao dentista e demonstrará um comportamento que é compatível com a sua idade e nível de maturidade emocional. Outras crianças reagem à visita ao dentista recorrendo a um comportamento não cooperante ou perturbador. Existem muitos factores que influenciam a atitude de uma criança em relação à medicina dentária e o seu comportamento no ambiente dentário. A ansiedade, a atitude, as respostas fisiológicas e os diferentes tipos de choro são respostas comuns das crianças à medicina dentária. Este trabalho elaborou variáveis que influenciam a reação da criança a várias situações dentárias, como a primeira consulta dentária, a aplicação de anestesia local e o procedimento de exodontia.

JM Armfield et al.(2013)[39] afirmam que as pessoas que são altamente ansiosas em relação ao tratamento dentário constituem aproximadamente uma em cada sete da população e requerem uma gestão cuidadosa e atenciosa por parte dos médicos dentistas. Este artigo apresenta uma revisão de várias técnicas não farmacológicas (comportamentais e cognitivas) que podem ser utilizadas na clínica ou cirurgia dentária para ajudar os indivíduos ansiosos a obter os cuidados dentários necessários. São fornecidos conselhos práticos para gerir pacientes ansiosos e a base de evidências para as várias abordagens é examinada e resumida. É salientada a importância de identificar primeiro o medo dentário e depois compreender a sua etiologia, natureza e componentes associados. As técnicas de gestão da ansiedade vão desde uma boa comunicação e o estabelecimento de uma relação de confiança até à utilização da dessensibilização sistemática e da hipnose. Algumas técnicas requerem formação especializada, mas muitas outras poderiam ser utilmente adoptadas para todos os pacientes dentários, independentemente do seu nível conhecido de ansiedade dentária. Conclui-se que a gestão bem sucedida de indivíduos com medo dentário é possível para os clínicos, mas requer um maior nível de compreensão, uma boa comunicação e uma abordagem de tratamento faseada. Existe uma base de evidência aceitável para várias práticas não farmacológicas de gestão da ansiedade para ajudar a aumentar os profissionais de medicina dentária que prestam cuidados a crianças e adultos ansiosos ou com medo.

A. Gupta et al.(2014)[40] reviram a literatura afirmando que as crianças com ansiedade dentária podem recusar o tratamento, o que pode levar a emergências dentárias. A gestão do comportamento é uma competência essencial e deve ser adquirida por todos os membros de uma equipa dentária que trata crianças. O pessoal do consultório dentário deve ser descontraído, acolhedor e simpático. Faça com que a criança seja o centro das atenções e sorria. Utilizar uma linguagem adequada à idade e evitar a utilização de jargão. Decida quem vai falar com a criança e quando, pois ela pode só conseguir ouvir uma pessoa de cada vez. Evitar conversas não dentárias com colegas durante os procedimentos.

Carter AE et al.(2014)[41] apresentou este artigo para analisar as teorias que sustentam o medo, a ansiedade e as fobias dentárias. Para serem incluídos, os artigos deveriam ter sido publicados entre os anos de 1949 e 2013, relativos a medos e fobias no âmbito da medicina dentária e/ou psiquiatria. Dos 200 artigos originalmente em análise, 140 foram incluídos e revistos pelos autores. Foram identificadas cinco vias específicas relacionadas com o medo e a ansiedade dentária: Condicionamento Cognitivo, Informativo, Visual Vicariante, Ameaça Verbal e Parental. Foram identificadas oito técnicas de gestão atualmente aceites em todas as disciplinas dentárias para o medo e ansiedade dentários.

Deepak Viswanath et al.(2014)[42] forneceram uma visão sobre a forma como o medo dentário é um dos medos mais comuns, classificado como um medo específico de acordo com o DSM-IV (Diagnostics and Statistics of Psychic Disorders). A fobia dentária leva a evitar o tratamento, o que, por sua vez, leva à deterioração da saúde oral. O humor ansioso de um
O medo da criança antes de qualquer situação assustadora pode afetar a capacidade de trabalho da pessoa e também afecta a sua atividade social. As crianças com medo dos dentes evitam dirigir-se ao dentista em caso de problemas dentários negligenciados, quer se trate de dor ou de inchaço, o que, por sua vez, afecta o trabalho dos dentistas. A etiologia do medo dentário foi discutida sob vários aspectos, incluindo a inclinação do sujeito para o medo e a ansiedade e também uma resposta a determinados estímulos específicos. Este artigo abordou todo o processo do medo, da ansiedade e da fobia apresentados pelas crianças.

Singh, et al.(2014)[43] afirmou que a mudança de atitudes no módulo de dentistas e pais idênticos resultou numa preocupação crescente dos dentistas em desenvolver técnicas suplementares de gestão do comportamento infantil. A investigação mútua entre dentistas e psicólogos comportamentais tem sido apoiada pela Academia Americana de Odontopediatria para lidar com estas preocupações, mas é necessária mais investigação. Este artigo explicou muitas técnicas que, do ponto de vista da ciência comportamental, oferecem segurança aos dentistas pediátricos que gerem crianças problemáticas. Ao adicionar o apelo científico, estas técnicas emergem como tendo potencial para serem recebidas e incorporadas no consultório dentário. Embora a investigação inicial tenha proposto que estes procedimentos podem ser simplesmente integrados na prática regular, poupam tempo e dinheiro e são moderadamente fáceis de descobrir. Os métodos de gestão de comportamentos em odontopediatria centram-se no objetivo da comunicação e da educação. Uma relação afirmativa entre o dentista e a criança é construída durante um procedimento em constante mudança.

Singh N et al(2014)[44] apresentou uma revisão afirmando que a prática clínica de rotina em medicina dentária registou numerosos avanços com o objetivo de reduzir a carga sobre os profissionais, dos quais o conceito de medicina dentária a quatro mãos provou ser um dos mais fiáveis e eficientes. A medicina dentária a quatro mãos deve ser praticada pelos profissionais de medicina dentária nas áreas clínica e comercial do consultório, em combinação com a prática da ergonomia. Os jovens profissionais do século XXI estão menos expostos à verdadeira medicina dentária a quatro mãos. Este artigo tem como objetivo consciencializar e familiarizar os jovens dentistas e os profissionais clínicos com os conceitos da verdadeira medicina dentária a quatro mãos e com as formas como esta pode fazer parte da configuração dentária tecnologicamente avançada

A Academia Americana de Odontopediatria (**AAPD**) (**2015)**[45] reconheceu que os cuidados dentários eram clinicamente necessários para prevenir e eliminar doenças orofaciais, infecções e dor, restaurar a forma e a função da dentição e corrigir a desfiguração ou disfunção facial. Apresentaram várias técnicas de orientação comportamental, tanto não farmacológicas como farmacológicas, que são utilizadas para aliviar a ansiedade, fomentar uma atitude dentária positiva e prestar cuidados de saúde oral de qualidade de forma segura e eficiente a bebés, crianças, adolescentes e pessoas com necessidades especiais de cuidados de saúde. A seleção de técnicas deve ser adaptada às necessidades de cada paciente e às competências do profissional. A AAPD ofereceu esta diretriz para educar os prestadores de cuidados de saúde, os pais e outras partes interessadas sobre as influências no comportamento dos pacientes pediátricos dentários e as muitas técnicas de orientação comportamental utilizadas na medicina dentária pediátrica contemporânea.

Appukuttan (2016)[6] fez uma revisão mencionando que a ansiedade e a fobia dentária resultam na evitação dos cuidados dentários. Trata-se de um problema frequentemente encontrado nos consultórios dentários. É essencial formular terapias aceitáveis baseadas em evidências para esses pacientes, ou então eles podem ser uma fonte considerável de stress para o dentista. Estes doentes devem ser identificados o mais cedo possível e as suas preocupações devem ser abordadas. A interação inicial entre o dentista e o doente pode revelar a presença de ansiedade, medo e fobia. Nestas situações, a avaliação subjectiva através de entrevistas e auto-relato em escalas de medo e ansiedade e a avaliação objetiva da pressão arterial, frequência de pulso, oximetria de pulso, temperatura do dedo e resposta galvânica da pele podem melhorar muito o diagnóstico e permitir a categorização destes indivíduos como ligeiramente, moderadamente ou altamente ansiosos ou fóbicos dentários. Em termos gerais, a ansiedade dentária pode ser gerida através de intervenções psicoterapêuticas, intervenções farmacológicas ou uma combinação de ambas, dependendo do nível de ansiedade dentária, das características do paciente e das situações clínicas. As intervenções psicoterapêuticas são orientadas comportamental ou cognitivamente. A nível farmacológico, estes pacientes podem ser tratados com sedação ou anestesia geral. As terapias de modificação do comportamento têm como objetivo alterar comportamentos inaceitáveis através da aprendizagem e envolvem o relaxamento muscular e a respiração de relaxamento, juntamente com imagens guiadas e monitorização fisiológica, utilizando biofeedback, hipnose, acupunctura, distração, reforço positivo, sinalização de paragem e tratamentos baseados na exposição, como a dessensibilização sistemática, o "dizer-mostrar-fazer" e a modelagem. As estratégias cognitivas têm como objetivo alterar e reestruturar o conteúdo de cognições negativas e aumentar o controlo sobre os pensamentos negativos. A terapia cognitivo-comportamental é uma combinação de terapia comportamental e terapia cognitiva, e é atualmente o tratamento psicológico mais aceite e bem sucedido para a ansiedade e fobia. Em determinadas situações, quando o doente não é capaz de responder e cooperar bem com as intervenções psicoterapêuticas, não está disposto a submeter-se a este tipo de tratamento ou é considerado odontofóbico, devem ser procuradas terapias farmacológicas como a sedação ou a anestesia geral.

E. Bajrić et al.(2016)[5] Neste artigo de revisão pretendeu-se resumir todos os aspetos que podem afetar o comportamento dos pacientes infantis no consultório dentário. No início, são mencionados os fatores que estavam relacionados com os pacientes infantis. Foram discutidos vários segmentos do desenvolvimento psicológico, cognitivo, fisiológico e outros tipos de desenvolvimento da criança. Além disso, foram analisadas as razões para o medo e a ansiedade dentários (DFA) e para os problemas de comportamento dentário (DBP) e a forma como as crianças pacientes dentárias podem lidar com eles. Finalmente, foram discutidos os tipos de pacientes de acordo com o seu comportamento no consultório dentário. Além disso, foram estudadas as influências dos pais dos pacientes infantis, incluindo os estilos parentais, bem como factores relacionados com o dentista, a equipa dentária e o consultório dentário. Por fim, foi feita uma avaliação crítica da administração de ativos para medir a presença de DFA e DBP.

Pani, et al (2016)[46] apresentou um estudo que teve como objetivo avaliar o efeito da presença parental no comportamento da criança e medir objetivamente o comportamento utilizando a oximetria de pulso. As crianças foram divididas em três grupos: as que não tinham pai acompanhante, as acompanhadas pelos pais e as acompanhadas pelas mães. As pontuações de ansiedade e comportamento de Venham foram utilizadas para medições subjectivas, enquanto a medição objetiva do medo foi feita através da medição da frequência cardíaca com um oxímetro de pulso portátil em seis situações clínicas críticas. Foi efectuada uma análise estatística. Cento e vinte e duas crianças com idades compreendidas entre os 6 e os 8 anos completaram o estudo. A maioria das crianças acompanhadas pelos pais era do sexo masculino e a maioria das crianças acompanhadas pela mãe era do sexo

feminino. Verificou-se que o sexo feminino apresentou uma frequência cardíaca média superior à do sexo masculino em todas as etapas. As crianças que estavam com os pais fora do bloco operatório apresentaram menores escores de ansiedade e comportamento do que aquelas cujos pais estavam presentes; no entanto, apresentaram
uma frequência de pulso significativamente mais elevada em todos os procedimentos. Os rapazes apresentaram pontuações de ansiedade e comportamento mais elevadas do que as raparigas. Os resultados deste estudo sugerem que a presença dos pais no consultório reduz as manifestações fisiológicas de ansiedade em crianças na sua primeira consulta de restauração dentária.

Cianetti S. ET AL.(2017)[47] apresentou um trabalho de revisão da literatura científica publicada para quantificar a prevalência e o escore médio de medo/ansiedade odontológica (MED) em crianças/adolescentes e sua variação de acordo com diversas variáveis. Foram pesquisados, com termos específicos, em 3 bases de dados electrónicas, estudos transversais e de coorte, publicados entre 2000 e 2014, que mediram o ADF em crianças/adolescentes (0-19 anos), na população em geral, ou que visitaram serviços dentários privados ou públicos (gerais ou pediátricos) ou que frequentaram escolas e jardins-de-infância. Foram extraídos dados primários, recolhidos com questionários específicos de fiabilidade e/ou validade demonstradas. Após triagem de 743 resumos e avaliação de 164 publicações com texto completo, foram seleccionados 36 artigos. Nos estudos que utilizaram o MCDAS Dental, as taxas de medo/prevalência variaram de 13,3% a 29,3%. Nos estudos que utilizaram as classificações CFSS-DS, a prevalência e a pontuação média do medo/ansiedade dentária foi menor no Norte da Europa do que nos restantes países, a prevalência diminuiu com o aumento da idade e a frequência foi maior no sexo feminino do que no masculino. O medo/ansiedade dentária é um problema comum em crianças/adolescentes de todo o mundo, pelo que devem ser encorajadas novas estratégias para ultrapassar esta condição relevante das crianças/adolescentes.

Hicham Riba, et al.(2017)[4] apresentaram um artigo destacando a importância das diferentes escalas de avaliação comportamental utilizadas em odontopediatria, com maior ênfase na escala de Frankl, amplamente utilizada, e sugerindo uma modificação desta última para clarificar a área cinzenta entre as classificações positivas e negativas. Afirmaram que uma das pedras angulares na prática da odontopediatria é a capacidade de orientar positivamente as crianças ao longo da sua experiência dentária e encorajar uma atitude dentária positiva de modo a melhorar a sua saúde oral. A ansiedade associada aos procedimentos dentários pode refletir-se no comportamento da criança. Por isso, é importante que os odontopediatras sejam capazes de avaliar as características psicológicas e pessoais e as respostas comportamentais da criança, de modo a identificar a necessidade de modificações nas abordagens de gestão para reduzir a ansiedade dentária. Incluiu a pesquisa na base de dados MEDLINE e a revisão dos livros de texto abrangentes em odontopediatria. Algumas recomendações foram baseadas nas opiniões de investigadores e clínicos experientes. Assim, concluiu-se que a escala comportamental de Frankl, juntamente com outras escalas, era altamente útil em odontopediatria para avaliar o nível de cooperatividade da criança durante as consultas dentárias. Foi sugerida uma modificação da escala de Frankl para acrescentar uma quinta classificação, a fim de tornar a escala mais exacta e mais reflexiva.

Vishwakarma, et al(2017)[48] comparou e avaliou a eficácia da técnica personalizada tell-play-do (TPD) com modelação ao vivo para a gestão do comportamento das crianças. (2) Comparar as técnicas de modificação comportamental na gestão das crianças durante as suas consultas dentárias. Noventa e oito crianças com idades entre os 5 e os 7 anos foram inscritas no estudo e distribuídas aleatoriamente por dois grupos. Fase I: primeira visita. Grupo I - as crianças foram condicionadas a receber vários procedimentos dentários utilizando modelos vivos seguidos de profilaxia oral. Grupo II - a técnica TPD foi introduzida com objectos dentários de brincar personalizados, seguida de profilaxia oral. Fase II: segunda visita. Após 7 dias de intervalo, todos os sujeitos do estudo foram submetidos a tratamento restaurador rotatório. A média da frequência de pulso, FIS e pontuações da escala de Venham foram significativamente mais baixas entre as crianças que receberam a intervenção TPD quando comparadas com as que receberam a intervenção com modelos vivos. O TPD foi eficaz na redução do medo e da ansiedade das crianças em relação ao tratamento dentário e as crianças gostam de brincar com objectos dentários personalizados. Assim, para promover o comportamento adaptativo, o TPD pode ser uma técnica alternativa de modificação comportamental durante a odontopediatria.

DISCUSSÃO

1) INTRODUTÓRIO

Ciências do comportamento

O comportamento é a forma como algo actua ou funciona. No que diz respeito ao ser humano, o termo refere-se geralmente à ação do indivíduo como uma unidade. Ele pode estar, e normalmente está, a agir em resposta a um determinado órgão ou impulso, mas é a sua reação geral que dá origem ao conceito de comportamento.[49]

Comportamento - A soma total das respostas a estímulos, internos e externos. (Hasty, Bronner e Bowers - 1965)

Comportamento - O que um organismo faz, incluindo acções que têm lugar no interior do corpo do organismo e que, por conseguinte, não podem ser vistas. (Halmuth H. Shafer - 1969)

A gestão do comportamento é o meio através do qual a equipa de saúde dentária executa de forma eficaz e eficiente o tratamento de uma criança e, ao mesmo tempo, incute uma atitude dentária positiva.[49]

Classificação do comportamento da criança [50]

- **Wilson (1933)**

a) Normal ou corajoso: A criança é suficientemente corajosa para enfrentar novas situações, é cooperante e amigável com o dentista.

b) De mau gosto ou tímida: A criança é tímida, mas não interfere com os procedimentos dentários.

c) Histérica ou rebelde: a criança é influenciada pelo ambiente doméstico - tem acessos de raiva e é rebelde.

d) Nervoso ou medroso: A criança está tensa e ansiosa, tem medo da medicina dentária.

- **Sarnat et al (1972)**

Ativamente cooperante: sorri, oferece informações, inicia uma conversa ligeira, dá respostas positivas.

Passivamente cooperante: indiferente mas obediente, segue instruções, calado.

Neutro ou indiferente: precisa de ser convencido, chora ligeiramente, segue instruções sob pressão.

Oposto: perturba o trabalho, agarra a mão do dentista, não está relaxado, senta-se e fica de pé alternadamente.

Completamente não cooperante: opõe-se fortemente, chora e recusa-se a sentar-se e a entrar no gabinete.

- **Lampshire (1961, 1970)**

Lampshire classifica os pacientes dentários infantis de acordo com as sete categorias seguintes:

1. *Cooperativo* - crianças que permanecem física e emocionalmente relaxadas e cooperativas durante toda a visita, independentemente do tratamento efectuado.

2. *Tenso-cooperativo - crianças* que estão tensas, mas que cooperam apesar disso. O comportamento tenso-cooperativo passa muitas vezes despercebido, uma vez que a criança permite a realização do tratamento.

3. *Apreensivas por fora - crianças* que se escondem atrás das mães na sala de espera, usam técnicas de empatação e evitam olhar ou falar com o dentista. Lampshire indica que estas crianças acabarão por aceitar o tratamento dentário.

4. *Medrosas - crianças* que necessitam de um apoio considerável para ultrapassar o seu medo da situação dentária. A modelação, a dessensibilização e outras técnicas de modificação do comportamento são especialmente indicadas para estas crianças.

5. *Teimosos ou desafiadores - crianças* que resistem passivamente ou tentam evitar o tratamento utilizando técnicas que foram bem sucedidas noutras situações.

6. *Hipermotivação - crianças* que estão agudamente agitadas e que adoptam um estratagema de "luta", como gritar ou dar pontapés, como defesa.

7. *Deficientes - crianças* com deficiências físicas, mentais ou emocionais.

Uma oitava categoria, que Lampshire não incluiu, mas que também deve ser considerada, descreve o paciente emocionalmente imaturo. Esta categoria inclui a criança muito jovem que ainda não atingiu maturidade emocional suficiente para racionalizar a necessidade de tratamento dentário ou para lidar satisfatoriamente com ele.

- **Escala de avaliação do comportamento de Frankl**

'Frankl behavioural rating scale' Introduzida por **Frankl, Shiera** e **Fogels - 1962**

Categorias de comportamento:

Classificação 1: Definitivamente negativo

Recusa de tratamento

Chorar com força

Uma prova de negativismo extremo

Classificação 2: Negativa

Relutância em aceitar o tratamento

Não cooperante

Alguns indícios de uma atitude negativa, mas não pronunciada, ou seja, rabugento e retraído.

Classificação 3: Positivo

Aceitação do tratamento

Por vezes cauteloso

Vontade de respeitar o dentista

Segue as instruções do dentista de forma cooperativa.

Classificação 4: Definitivamente positivo

Boa relação com o dentista.

Interessado em procedimentos dentários.

Uma nova modificação da escala de avaliação comportamental de Frankel[4]

Classificação 1: DEFINITIVAMENTE NEGATIVO (--)

Recusa de tratamento

chorar com força

temeroso

qualquer outra prova evidente de negativismo extremo.

Classificação 2: NEGATIVO (-)

Relutância em aceitar o tratamento

Não cooperante

alguns indícios de uma atitude negativa, mas não pronunciada, ou seja, rabugento, retraído

Classificação 3: NEGATIVO POSITIVO (-+)

Flutuação entre a falta de cooperação

alguns indícios de atitude negativa não pronunciada

Aceitação cautelosa do tratamento com mudança de reserva ao longo da visita.

Classificação 4: POSITIVO (+)

Aceitação do tratamento; por vezes cauteloso

vontade de respeitar o dentista

por vezes com reservas, mas o doente segue as instruções do dentista de forma cooperante.

Classificação 5: DEFINITIVAMENTE POSITIVO (++)

Boa relação com o dentista

interessado nos procedimentos dentários

rir e divertir-se com a situação.

- **Wright[50]**

Wright postulou que a maioria dos clínicos categoriza o comportamento das crianças num certo número de grupos definíveis:

I. Cooperativa

A. A maioria das crianças atendidas em consultórios dentários

B. Crianças que podem ser tratadas através da abordagem "contar, mostrar e fazer

II. Falta de capacidade de cooperação

Inclui crianças muito pequenas com as quais a comunicação não pode ser estabelecida nem a compreensão esperada e as crianças com condições específicas de debilitação ou deficiência

III. Comportamento potencialmente não cooperativo

A. Comportamentos não controlados

1. Normalmente observada em crianças de 3-6 anos de idade na primeira consulta dentária.

2. Birras com agitação de braços e pernas

3. Sugestivo de ansiedade aguda ou medo

B. Comportamento desafiante

1. Mais prevalente no grupo etário da escola pública

2. Normalmente reagem de forma semelhante em casa

3. Pode usar resistência passiva; mais frequentemente observada em crianças mais velhas que se aproximam da adolescência

C. Comportamento tímido

1. A criança pode esconder-se atrás do progenitor, mas normalmente resiste pouco à separação

2. Parar ou hesitar quando recebe uma direção

3. Muitas vezes retêm as lágrimas

4. Ambiente familiar possivelmente superprotector ou pouco contacto com estranhos

5. Altamente ansioso

6. Nem sempre ouvem ou compreendem as instruções

D. Comportamento cooperativo tenso

1. Aceitar o tratamento tal como é prestado

2. A voz pode ter um tremor ao falar

3. O corpo pode tremer

4. Transpiram mais frequentemente na palma da mão ou na testa

5. Controlar as emoções

E. Comportamento queixoso

1. Permitir que o dentista prossiga, mas choramingar durante todo o processo

2. Queixam-se frequentemente de dores

3. Frustrante para as pessoas envolvidas nos tratamentos

4. Os sons são emitidos constantemente

- **Pinkham classificou os pacientes dentários infantis mal comportados[49]**

Categoria I: **A criança emocionalmente comprometida**

Os procedimentos dentários, e muitos outros desafios da vida, são difíceis de suportar para estas crianças devido aos seus problemas psicológicos ou emocionais. Um achado comum nestes pacientes é a ansiedade. Quando a ansiedade de uma doença emocional é agravada pela ansiedade de uma consulta dentária, ocorre uma explosão comportamental. A doença emocional também pode ser um problema para as crianças de lares desfeitos e de outras circunstâncias infelizes dos pais. As crianças da pobreza sofrem de perturbações emocionais nas suas famílias. As crianças maltratadas e negligenciadas apresentam uma elevada incidência de disfunção emocional.

Categoria II: **A criança tímida e introvertida**

Estas são crianças introvertidas e pouco socializadas que têm medo dos desafios sociais associados à ida ao dentista. A melhor técnica de gestão com estas crianças é quebrar a barreira da timidez com a amizade. Uma criança muito tímida achará a experiência stressante. Este stress pode fazer com que a criança exiba um comportamento de evitamento, como o choro. Normalmente, o choro assume a forma de um gemido compensatório. Raramente a criança introvertida apresenta um comportamento de evitamento agressivo, como uma birra. Como com todas as crianças, o primeiro objetivo do dentista é estabelecer uma relação, confiança e comunicação. Usando elogios e a técnica de contar e mostrar, o clínico consegue penetrar na concha, por vezes de forma surpreendentemente rápida, e as crianças abrem-se. Quando eles se abrem, geralmente se tornam pacientes fantásticos. Esta abertura acontece muitas vezes, mas nem sempre.

Categoria III: **A criança assustada**

Uma criança assustada é um desafio para o dentista, professores, médicos, pais e todas as pessoas que a encontram. O medo varia entre o medo de agulhas, o medo de lesões corporais e o medo geral do desconhecido. O medo de agulhas é responsável por 90% dos casos que envolvem o medo da medicina dentária.

Algumas causas comuns do medo da medicina dentária são as seguintes:

- Uma criança é intelectualmente incapaz de deter os seus medos devido à sua idade cronológica ou ao seu desenvolvimento lento.
- Uma criança está a reagir de forma exagerada aos medos devido a outras perturbações emocionais na sua vida. Crianças que vêm de lares que estão num caos agudo, um divórcio iminente ou separação dos pais, crianças maltratadas e crianças que estão a sofrer a morte de um familiar ou amigo.
- Uma criança foi informada sobre um conjunto de medos por colegas, irmãos ou pais - medos adquiridos.
- Criança emocionalmente doente.

Se o mau comportamento ocorrer devido a um intenso pavor ou medo da medicina dentária, é importante fazer tudo o que for possível para evitar aumentar a ansiedade da criança. Isto pode significar o adiamento do trabalho dentário, ou a utilização de medicamentos, ou mesmo a realização de procedimentos dentários sob anestesia geral.

Categoria IV*:* **A criança avessa à autoridade**

De acordo com Adler, os potenciais objectivos mal orientados na vida de uma criança influenciam a personalidade da criança, onde satisfazem o desejo humano de superioridade. Ao constatar que o sentimento de superioridade é conseguido através da manipulação de outras pessoas, a criança pode adotar um comportamento com os pais que se irá transferir para outras figuras de autoridade, como o dentista.

Estes objectivos mal orientados e as suas características comportamentais são:

1. Atenção indevida: Aborrecer, irritar, provocar, perturbar.

2. Luta pelo poder: Discute e contradiz, faz o contrário das instruções,

Irrita as pessoas, faz birras.

3. Retaliação e vingança: Mostra um temperamento violento, diz coisas que magoam as pessoas,

procura vingança.

4. Inadequação: Desiste facilmente, raramente participa, age como se fosse incapaz,

mostra-se inadequado.

Importância da gestão do comportamento[51]

A gestão do comportamento é um processo contínuo de interação com uma criança ou com os pais que visa
Para comunicação e educação. Não se trata apenas da aplicação de cada técnica, mas sim de uma metodologia abrangente e contínua destinada a criar uma relação entre a criança, os pais e o médico, eliminando assim o medo, a ansiedade e, em última análise, criando confiança. Isto permite ao dentista incutir uma atitude dentária positiva e orientar a criança ao longo da sua experiência dentária. Em grande medida, a orientação comportamental é mais uma arte do que uma ciência, sobretudo quando se trata de pacientes especiais.

Um dos principais objectivos da prestação de cuidados dentários a uma criança é induzir a cooperação comportamental através de várias técnicas de gestão do comportamento. Outro aspeto integral dos cuidados dentários infantis é fornecer aos pais informações sobre técnicas de gestão do comportamento. Este fornecimento de informações proporciona um mecanismo através do qual os pais podem participar nas decisões de tratamento com plena compreensão dos factores ou condições relacionados com o tratamento dentário proposto para o seu filho e ajuda a reduzir a ansiedade situacional dos pais.

As crianças apresentam uma grande variedade de desenvolvimento e uma grande variedade de atitudes
Assim, é imperativo que o dentista disponha de uma vasta gama de técnicas de gestão do comportamento para satisfazer as necessidades de cada criança e empregue técnicas diferentes para crianças diferentes, com base na sua idade, função cognitiva, capacidade de cooperação, tipo de comportamento, ansiedade da criança, variáveis de personalidade, atitudes dos pais, tratamento dentário a ser efectuado e implicações legais. Assim, a seleção da gestão do comportamento já não pode ser feita apenas pelo dentista.

No passado, os dentistas omitiam os pais na tomada de decisões relativas à gestão
O controlo do comportamento dos seus filhos pode aumentar os problemas de comportamento, perturbar os procedimentos dentários, atrasar o tratamento e interferir com a capacidade do dentista para estabelecer uma boa relação com a criança. Atualmente, o controlo do comportamento da criança passou do profissional de saúde sozinho para uma participação mais ativa dos pais. Além disso, a aceitação por parte dos pais da técnica de gestão do comportamento não é necessariamente estática e é suscetível de mudar ao longo do tempo à medida que a sociedade muda.

Com maior ênfase nos direitos da criança na sociedade multicultural moderna, a crescente participação dos pais na decisão sobre o tratamento dentário, a crescente exigência de consentimento informado por parte dos pais, a mudança dos estilos parentais e a mudança das leis, nós
Os pedodontistas já não podem partir do princípio de que os pais aprovam qualquer tipo de comportamento

técnica de gestão, uma vez que a utilização e a aceitação destas técnicas não garantem a sua legalidade, tal como é vista atualmente pelos tribunais.

Assim, os estudos sobre a gestão do comportamento ajudar-nos-ão a compreender
atitudes parentais e determinar quais os factores (variáveis demográficas, criança com deficiência, ansiedade, stress, tipo e urgência do tratamento, necessidade da criança no momento do tratamento, informação prévia, testemunhar a criança durante o tratamento, etc.) que podem influenciar as percepções parentais. Embora a literatura dentária tenha vários estudos que relatam a aceitabilidade parental das técnicas de gestão do comportamento, há uma escassez de dados científicos sobre a atitude dos pais de crianças especiais em relação a várias técnicas de gestão do comportamento praticadas em Odontopediatria.

Um maior conhecimento nesta área poderia levar a uma melhor comunicação entre o dentista e os pais,
uma melhor educação dos pais e, em última análise, um melhor tratamento de uma criança especial. Tendo em conta os factores acima referidos, é prudente, portanto, visitar regularmente e atualizar os nossos conhecimentos sobre as atitudes dos pais de crianças normais e especiais em relação às técnicas de gestão do comportamento.

FACTORES QUE AFECTAM O COMPORTAMENTO DA CRIANÇA NO CONSULTÓRIO DENTÁRIO[50]

A) FACTORES SOB O CONTROLO DO DENTISTA

- **Ambiente de escritório - orientado para as crianças**

As necessidades ambientais das crianças são diferentes das dos adultos. É vantajoso criar uma área recreativa ou de jogos separada para a qual as crianças possam polarizar-se. Isto encorajá-las-á a deixar os pais e facilitará a separação quando a criança for transferida para o consultório dentário.

Serve para distrair a criança da consulta dentária pendente e para reduzir os níveis de ansiedade. Quanto menos clínico for o aspeto físico do consultório, menor será a probabilidade de aumentar os níveis de ansiedade. Quase invariavelmente, as cores vivas são preferidas às cores pastel. Um bom isolamento acústico é igualmente importante. Também uma sensação de espaço é útil, enquanto que o confinamento estimula a apreensão. A utilização de brindes é útil para reforçar os sentimentos positivos em relação ao consultório dentário.

- **Localização e conceção do equipamento**

Os instrumentos que podem provocar medo devem estar localizados em posições discretas. As cadeiras dentárias que são estreitas e de costas finas permitem ao dentista e ao assistente sentarem-se mais perto do campo de trabalho e, assim, trabalharem mais eficazmente. As peças de mão, brocas, dique de borracha, etc. devem ter tamanhos suficientemente variados para facilitar o acesso aos locais de trabalho em bocas mais pequenas.

- **Comportamento do dentista**

O dentista é a principal força de orientação dentro do consultório dentário. A firmeza com gentileza e uma voz suave e clara são úteis. O dentista deve ser cortês e falar com a criança como se fosse uma pessoa para outra. As directrizes verbais devem ser apresentadas sob a forma de afirmações e não de perguntas. A verdade é obrigatória com as crianças, mas é prudente evitar terminologia que possa provocar medo. O vestuário e a aparência geral do dentista criam uma impressão significativa numa criança. Os uniformes não são uma necessidade absoluta, mas, se forem usados, são preferíveis cores alegres.

- **Pessoal dentário**

A forma como os funcionários se comportam está diretamente relacionada com a do dentista. Cada indivíduo deve conhecer os seus próprios deveres, estar ciente do que se passa ao mesmo tempo no consultório e compreender os objectivos a alcançar. Cada membro da equipa dentária deve compreender o plano de tratamento para o doente e a forma como este deve ser efectuado. Se os membros da equipa estiverem familiarizados com uma série de abordagens a vários tipos de padrões de comportamento, estarão em posição de responder de forma eficiente e confiante a situações individuais. O vestuário do pessoal deve ser alegre e apelativo para os jovens.

- **Marcação de consultas**

Deve ter-se em atenção a marcação de consultas para os mais novos. Se estiverem habituados a dormir a sesta ou a tomar refeições a uma determinada hora do dia, essa hora deve ser evitada, sob pena de provocar irritabilidade. A idade é frequentemente um fator crítico, sendo geralmente reconhecido que as crianças em idade pré-escolar são melhor atendidas no início do dia. A duração da visita deve ser determinada pelo trabalho a ser realizado. As consultas devem ser organizadas de forma a minimizar o número de visitas, limitar a frequência da administração de anestésicos locais e realizar a medicina dentária no quadrante sempre que possível. Os procedimentos mais agradáveis devem ser tentados em primeiro lugar.

- **Orientação**

Cada criança deve ser tratada como um indivíduo inteligente e capaz de comunicar. A forma de comunicação deve ser modificada para se adaptar às diferentes fases de desenvolvimento emocional e intelectual. O auxiliar dentário deve sempre apresentar-se no primeiro encontro com a criança e em todas as visitas seguintes. Não basta utilizar uma terminologia que a criança não consegue compreender, é preciso criar uma imagem visual, auditiva e intelectual do que vai acontecer. Deve-se utilizar o princípio do "dizer, mostrar e fazer" para cada criança. Quando a criança sabe o que é expetável, experimenta o que é descrito e reage bem, a crise termina. Também é útil estabelecer um sinal que a criança possa utilizar se quiser chamar a atenção da equipa dentária, levantando a mão. Isto permite um certo sentimento de controlo por parte do doente.

- **Considerações parentais**

O ambiente visual do consultório dentário pode afetar os pais de forma positiva ou negativa. Inclui a aparência e o vestuário do dentista e do pessoal dentário, bem como a limpeza e a decoração do próprio consultório. Os estímulos olfactivos e auditivos também contribuem para a impressão geral dos pais. O tratamento só será realizado se for aceite pelos pais, que devem, por isso, ser tidos em conta na preparação de um plano de tratamento. Por conseguinte, desde que a qualidade, o conforto, a motivação e a satisfação não sejam comprometidos, é preferível adotar uma abordagem flexível ao apresentar um plano de tratamento aos pais. As directrizes para a conduta dos pais no bloco operatório devem ser rigorosas. O dentista deve ser autorizado a estabelecer comunicação com a criança independentemente dos pais.

- **Organização do escritório**

A organização e a coesão de um consultório dentário influenciam grandemente a disposição e o temperamento dos pais, dos pacientes e do pessoal. Isto começa com a marcação da consulta inicial, quando a rececionista aconselha os pacientes sobre os procedimentos e políticas do consultório. Uma equipa bem organizada permite que o dentista se preocupe com áreas que só ele pode desempenhar, enquanto grande parte da base para estabelecer confiança é partilhada pelos auxiliares. As crianças precisam de se sentir queridas e, se isso for conseguido, a realização dos objectivos será mais fácil.

B) FACTORES FORA DO CONTROLO DO DENTISTA

- **História médica e dentária anterior**

Estes doentes podem apresentar fobias em relação a procedimentos específicos, como agulhas, e os níveis de ansiedade podem estar aumentados. Pode haver uma diminuição da vontade dos pais de estabelecerem directrizes de comportamento, devido à empatia pelos infortúnios da criança, e encorajam o uso de guloseimas na dieta para demonstrar afeto na tentativa de compensar a doença. O resultado é geralmente uma maior incidência de cáries, maior necessidade de restaurações dentárias, maiores níveis de ansiedade. O uso de medicação adocicada para a criança com doença crónica aumenta o problema da cárie.

- **Influência dos pais**

A influência dos pais é um fator primordial. Se for positiva, a criança será encorajada a responder favoravelmente. Uma influência negativa irá certamente desencorajar atitudes positivas em relação ao ambiente dentário.

- **Relações entre irmãos**

A influência pode ser positiva ou negativa. Quando qualquer outra criança do agregado familiar já foi tratada num determinado consultório dentário de forma positiva, as restantes crianças antecipam a sua oportunidade com entusiasmo. Se as experiências desses irmãos tiverem sido desfavoráveis, a influência será oposta.

- **Influências dos pares**

Existe um maior potencial para encorajar o aumento dos níveis de ansiedade por parte dos amigos do que por parte dos irmãos ou irmãs, podendo ocorrer diferenças distintas de uma visita para a outra como resultado da influência dos pares. Se isso acontecer, deve ser feito um esforço para restabelecer os níveis de confiança anteriores.

ATITUDES DOS PAIS E TIPOS DE COMPORTAMENTO DOS PAIS NO CONSULTÓRIO DENTÁRIO[52]

✓ **Influência materna**

A influência materna no desenvolvimento mental, físico e emocional das crianças começa mesmo antes do nascimento. O estado emocional da futura mãe também tem sido correlacionado com certos padrões de comportamento pós-natal da criança. Pensa-se que o feto pode ser influenciado por alterações no sistema neuro-hormonal da mãe, que são transmitidas através da placenta.

O modelo de Schaefer:

Schaefer desenvolveu um modelo em que as gradações do comportamento materno são organizadas sequencialmente em torno de dois pares de referência: autonomia versus controlo e hostilidade versus amor.

O comportamento das mães que participaram no Berkeley Growth Study foi classificado de acordo com as atitudes descritas no modelo de Schaefer. As atitudes das mães foram então correlacionadas com o comportamento dos seus filhos. Verificou-se que as mães carinhosas tendiam a ter filhos calmos e felizes, enquanto as mães hostis tinham filhos excitáveis e infelizes. Em geral, as mães que permitiam autonomia e que expressavam afeto tinham filhos amigáveis, cooperantes e atentos. Pelo contrário, as mães punitivas e as que ignoravam os seus filhos não tinham filhos que exibissem estas características comportamentais positivas. As implicações dentárias dos efeitos das atitudes maternas na formação da personalidade das crianças são evidentes, uma vez que a criança amigável e cooperativa irá provavelmente exibir estes traços no consultório dentário.

✓ **Efeito da ansiedade materna**

Reconhece-se que as mães desempenham um papel significativo no desenvolvimento das crianças pequenas. Vários investigadores procuraram determinar a relação entre a ansiedade materna e o comportamento das crianças na situação dentária. Quer a criança fosse submetida a uma consulta "stressante" ou "menos stressante", o seu comportamento na situação dentária estava diretamente relacionado com o nível de ansiedade da mãe. As crianças cujas mães tinham níveis de ansiedade elevados exibiram um comportamento mais negativo e não cooperante do que as crianças cujas mães tinham níveis de ansiedade baixos.

✓ **Efeito da presença da mãe no bloco operatório**

É bastante provável que os dentistas geralmente prefiram que os pais não estejam presentes na sala de operações. Se uma criança apresentar um comportamento não cooperativo, a presença dos pais pode, por vezes, apoiar este tipo de comportamento e pode também limitar o leque de técnicas de controlo do comportamento do dentista. Frankl e colaboradores descobriram que as crianças no grupo etário dos 42 aos 49 meses beneficiavam da presença da mãe durante o tratamento; as crianças dos 50 aos 66 meses de idade, no entanto, não apresentavam diferenças significativas de comportamento consoante a presença ou ausência da mãe.

✓ **Influências socioeconómicas, culturais e étnicas**[53]

Os pais desempenham um papel considerável no triângulo do tratamento ortodôntico. Quase desde o dia do nascimento dos seus filhos, os pais moldam o comportamento das crianças, encorajando e desencorajando seletivamente um determinado comportamento, através das suas técnicas de disciplina e da quantidade de liberdade que permitem.

Sem dúvida que o **estatuto socioeconómico** dos pais, que normalmente tem em conta o rendimento familiar e o nível de escolaridade, é um fator a ter em conta.

De acordo com McDonald (1974), os pais da classe média, diligentes e orientados para o futuro, tendem a procurar cuidados dentários de forma entusiástica e cooperativa, e aceitam a escovagem dos dentes e os exames dentários como algo natural. Da mesma forma, desenvolveram-se generalizações relativamente às atitudes em relação à medicina dentária de pessoas de grupos socioeconómicos mais baixos. Estes indivíduos tendem a utilizar os serviços dentários com menos frequência. Um estudo revelou que, entre as crianças de 6 e 7 anos de idade, as do grupo socioeconómico mais elevado tinham o dobro do número de restaurações do que as do grupo socioeconómico mais baixo, apesar do maior índice de destreza deste último grupo. Estes resultados poderiam ser esperados porque, sem qualquer seguro de terceiros, a medicina dentária pode não ser acessível para algumas famílias.

As diferenças culturais também desempenham um papel na cooperação dos pais, uma variável que os dentistas devem considerar quando lidam com pais de crianças doentes. Uma parte da sociedade é sempre um mosaico cultural, com muitos pais a terem atitudes dentárias profundamente enraizadas na sua herança. Uma vez que algumas minorias étnicas confiam nos mais velhos da família para a tomada de decisões em matéria de cuidados de saúde, pode ser sensato perguntar se alguém, para além do progenitor que apresenta o caso, deve ser incluído nas discussões sobre o planeamento do tratamento.

Apesar da importância reconhecida do papel dos pais no triângulo do tratamento pediátrico e da necessidade de obter a sua cooperação, só recentemente é que a literatura dentária forneceu aos dentistas conselhos para colaborarem com os pais. Três trabalhos notáveis sobre a aceitação dos pais são de Murphy e colegas, Lawrence e associados, e Eaton e colaboradores. Os três estudos são semelhantes na sua conceção: aos pais são mostradas cassetes de vídeo de diferentes métodos de orientação comportamental e instruídos a indicar a sua aceitação dos mesmos numa escala de classificação. Os estudos abrangem duas décadas, fornecem informações interessantes e mostram como as atitudes dos pais mudam. No primeiro estudo, foram gravadas em vídeo 10 técnicas. Quatro das técnicas consideradas aceitáveis foram o tell-show-do, o reforço positivo, o controlo da voz e a utilização do adereço da mão sobre a boca. Seis técnicas consideradas inaceitáveis envolviam métodos de contenção, sedação e anestesia geral. Os dois últimos estudos utilizaram as mesmas cassetes de vídeo e demonstraram oito métodos de orientação comportamental. Todos os estudos referiram o tell-show-do como o mais aceitável. Nos dois últimos estudos, a sedação com óxido nitroso foi considerada a segunda técnica mais aceitável. Todos os estudos foram capazes de estabelecer uma hierarquia de aceitação parental com base nas classificações médias das respostas dos pais, permitindo a observação de duas mudanças interessantes.

As diferenças étnicas também influenciam as atitudes dos pais em relação à medicina dentária. Muitas vezes, estas diferenças conduzem a práticas diferentes de educação das crianças. Whiting e Whiting (1960) compararam as interacções criança-mãe da aldeia indiana de Rajput com as da Nova Inglaterra. Os investigadores descobriram que as mães indianas acreditam que os seus filhos aprendem através da observação e, possivelmente, da modelação, sendo desnecessária a comunicação verbal. As mães da Nova Inglaterra, por outro lado, confiam muito na palavra falada. Elas demonstram constantemente com declarações e explicações verbais. Relacionado com estes sistemas de crenças está o maior uso de raciocínio e de sermões por parte das mães da Nova Inglaterra e o uso mais frequente de castigos físicos e ameaças orais por parte das mães indianas. Obviamente, um dentista confrontado com estes dois grupos distintos deve considerar técnicas de gestão diferentes.

As diferenças étnicas são facilmente observadas e devem ser apreciadas na prática dentária. Quanto mais consciente a equipa dentária estiver destas diferenças, maior será a possibilidade de se dar bem com os pais e de prestar os melhores cuidados possíveis aos pacientes de pediatria. Uma experiência clínica interessante enfatiza a importância de compreender as diferenças étnicas.

Os três factores - socioeconómicos, culturais e étnicos - devem ser considerados quando se lida com os pais de crianças doentes dentárias, uma vez que o reconhecimento da sua influência ajuda o profissional a ter uma comunicação eficaz. Devido às muitas diferenças que são encontradas, o médico iniciante ou aquele que se muda para uma nova área geográfica pode achar útil (1) avaliar os antecedentes sociais, culturais e étnicos da população, (2) identificar as características da população, (3) aprender em discussão com colegas e educadores se certos grupos possuem uma atitude única em relação aos cuidados de saúde, e (4) comparar essas atitudes com os seus próprios preconceitos.

INFLUÊNCIA DA ATITUDE MATERNA NO COMPORTAMENTO INFANTIL[52]

- **SOBREPROTECÇÃO**

São vários os factores que podem estimular a sobreprotecção materna. Uma história de abortos anteriores ou um longo atraso na conceção, possivelmente devido à situação financeira da família ou a dois períodos de esterilidade, podem ser factores potentes . existem vários sinais que ajudam a identificar a mãe superprotectora. Ela dá cuidados excessivos à criança em termos de alimentação, vestir e dar banho, e estes cuidados continuam para além da idade habitual. As crianças de mães dominadoras e superprotectoras exibem extrema timidez, comportamento submisso e ansiedade. A criança submissa será normalmente um paciente dentário cooperante, embora possa ser difícil estabelecer uma relação ou mesmo uma comunicação casual.

- **SOBREINDULGÊNCIA**

O excesso de indulgência pode estar associado à superproteção. Os pais excessivamente indulgentes dão à criança tudo o que ela possa querer, na medida do financeiramente possível, incluindo brinquedos, doces e roupas.O seu desenvolvimento emocional é impedido, mantendo-o no estado infantil e dependente em que o choro ou as birras provocam o comportamento dos pais que ele exige. Estas crianças esperam conseguir o que querem no consultório dentário e podem mostrar explosões de raiva quando não conseguem controlar a situação dentária que controlam em casa.

- **DESDERAFECÇÃO**

A subafectação pode variar entre o distanciamento mental, a indiferença e a negligência. A subafectação pode começar durante a gravidez ou pode desenvolver-se mais tarde na infância. As crianças que sofrem de subafectação materna são normalmente bem comportadas e exteriormente parecem estar bem ajustadas. No entanto, tendem a ser inseguras quanto às suas capacidades de tomada de decisão. Um dentista pode verificar que choram facilmente, são tímidas e incapazes de cooperar.

- **REJEIÇÃO**

A rejeição materna pode surgir em qualquer circunstância em que a criança não é desejada. O comportamento da mãe caracteriza-se por negligência para com a criança, castigos severos e resistência em passar tempo com a criança. Quando a rejeição materna é evidente, a criança normalmente não tem um sentimento de pertença ou de merecimento, recorrendo normalmente a qualquer comportamento para obter atenção.

- **AUTORITARISMO**

O pai autoritário escolhe técnicas de controlo do comportamento da criança que podem ser designadas como não orientadas para o amor. A disciplina assume frequentemente a forma de castigo físico ou de ridicularização verbal. A resposta habitual da criança ao controlo autoritário é a submissão. Embora a criança não desobedeça diretamente a uma ordem, tem um gradiente de evitamento elevado e procura fugir ou atrasar a resposta.

FACTORES QUE AFECTAM AS ATITUDES DOS PAIS

- **Idade**

As respostas dos pais podem ser influenciadas pelo seu estádio de maturidade. Os pais jovens que criaram um ambiente estável para os seus filhos podem ser mais receptivos ao ideal da medicina dentária. Aqueles que têm filhos mais tarde na vida geralmente se enquadram em três categorias: Primeiro, há aqueles que têm outros filhos, muita experiência e são muito adaptáveis. Os pais que têm vários filhos, dos quais este é o último. Podem agora estar em condições de proporcionar mais ao seu filho mais novo do que era possível anteriormente e estão mais dispostos a aceitar o melhor. Finalmente, os pais que esperaram muito tempo para constituir família. É frequente tratar-se de um filho único, e esses pais são muitas vezes demasiado protectores e permissivos. Muitas vezes, estas crianças têm dificuldade em lidar com o ambiente dentário de uma forma independente.

- **Saúde**

Os problemas médicos podem influenciar a atenção dos pais às necessidades dentárias da criança. A concentração torna-se um problema. A hospitalização pode tornar-se um fator que, invariavelmente, provoca perturbações em toda a família. As reacções da criança podem ser alteradas se houver stress em casa. A ausência temporária de um dos pais pode provocar insegurança. O estabelecimento de um bom programa de cuidados de higiene oral em casa é difícil e as expectativas do dentista podem ter de ser modificadas até à resolução da crise.

- **Estabilidade emocional**

A saúde mental deve ser sã, para que não afecte tanto a atitude dos pais como a da criança. A instabilidade é muitas vezes o resultado da incapacidade de lidar com o stress da vida normal. Estes pais podem apresentar reacções que vão desde o choro à hostilidade para com o pessoal dentário ou optar por ignorar os problemas. Uma grande parte da sociedade sofre de vários graus de doença, o que requer consideração quando se interage com os pais.

- **Educação**

Geralmente, parte-se do princípio de que o indivíduo com um nível de educação mais elevado tem uma maior consciência dentária e será mais exigente em relação a uma boa saúde oral. Muito pelo contrário, pode existir resistência às recomendações, uma vez que o orgulho pessoal pode impedir estes indivíduos de admitir a sua falta de consciência dentária. Um indivíduo menos instruído pode ser mais recetivo a conselhos profissionais por respeito básico pela educação.

- **Estado civil**

Este facto pode ter efeitos de grande alcance. Para uma família monoparental, o leque de responsabilidades é frequentemente extenso. Os pais solteiros trabalham muitas vezes a tempo inteiro e estão separados das crianças durante um período significativo do dia, criando dificuldades na supervisão do comportamento e dos padrões de alimentação. As finanças podem ser um fator que influencia a capacidade de resposta aos cuidados dentários sugeridos. Os filhos desses pais podem apresentar-se como indisciplinados ou inseguros.

- **Factores culturais e étnicos**

A língua pode ser um fator a ter em conta, causando problemas de comunicação que comprometem os cuidados dentários recomendados. Os padrões alimentares podem diferir drasticamente entre grupos étnicos. Alguns grupos culturais consideram que os cuidados dentários da criança não são importantes e optam por visitar o dentista apenas em caso de emergência, o que torna muito difícil a prestação de cuidados completos.

- **Factores socioeconómicos**

Em muitos aspectos, estes aspectos imitam o estatuto educacional, com indivíduos de grupos socioeconómicos elevados a procurarem uma elevada qualidade de cuidados dentários. As pessoas financeiramente menos seguras sacrificarão frequentemente outras coisas para proporcionar aos seus filhos os melhores cuidados médicos e dentários. Por conseguinte, os programas de cuidados dentários devem ser adaptados de modo a permitir a participação de todos os interessados na procura de saúde dentária para os seus filhos.

- **História médica e dentária anterior**

As pessoas com um historial de trauma médico ou dentário podem demonstrar ansiedade e apreensão. Podem sentir-se desconfortáveis no consultório dentário e parecer indiferentes. Há também aqueles indivíduos que sentem que sobreviveram muito bem com restaurações dentárias extensas, doença periodontal ou dentaduras e não têm grande preocupação com o futuro dentário do seu filho. Uma experiência negativa dos pais com um dentista anterior pode criar suspeitas na visita inicial.

SISTEMA DE CLASSIFICAÇÃO DO COMPORTAMENTO DOS PAIS[52]

Sem a cooperação dos pais, muito pouco pode ser feito pela criança pequena. A incapacidade de conseguir a cooperação dos pais resultará, em última análise, na incapacidade de atingir os objectivos para a criança. Por conseguinte, é importante estabelecer um sistema de avaliação da capacidade de cooperação dos pais.

- **Cooperativa**

São pais que demonstram um elevado nível de consciência dentária. Frequentemente, estes pais apreciam os serviços prestados, tanto do ponto de vista clínico como comportamental. Muitas vezes, existe uma grande confiança inicial, sendo apenas necessário reforçar essa confiança para desenvolver uma relação duradoura com os pais. A maioria dos pais desta categoria quer realmente o melhor para o seu filho e aceita prontamente os conselhos dos profissionais.

- **Potencialmente cooperante**

As pessoas nesta categoria podem ter uma grande consciência dentária e apenas precisam de um reforço positivo de que o seu filho será tratado corretamente. Por outro lado, alguns podem ter um conhecimento extremamente limitado da medicina dentária e necessitam de explicações minuciosas e pacientes. Para abordar estes pais, não actue de forma precipitada. As finanças afectam frequentemente as reacções dos pais e, uma vez tomadas as medidas necessárias, pode ser criado um ambiente descontraído.

- **Capacidade de cooperação limitada**

Esta categoria inclui um grupo de pais com quem a comunicação é extremamente difícil de estabelecer. Os pais podem nutrir muita hostilidade em relação à profissão de dentista. A instabilidade mental dos pais pode interferir seriamente com a capacidade de estabelecer comunicação. Outro fator contribuinte pode ser o desinteresse total ou uma forte crença de que a medicina dentária para crianças não é importante. Nestas circunstâncias, deve ainda ser feita uma tentativa de estabelecer comunicação, mas é de esperar que falhem periodicamente.

2) Fundamentos da gestão do comportamento [53]

Embora vários métodos de gestão de pacientes pediátricos tenham evoluído ao longo dos anos, certas práticas e conceitos permanecem fundamentais para uma boa gestão comportamental. Os fundamentos da gestão do comportamento são trazidos para o foco da realidade clínica através da apresentação de situações reais.

- **CONCEITO DE GESTÃO DO COMPORTAMENTO**

Para os nossos propósitos, a gestão do comportamento é o meio pelo qual a equipa de saúde dentária executa eficaz e eficientemente o tratamento de uma criança e, ao mesmo tempo, incute uma atitude dentária positiva. Várias palavras são fundamentais para esta definição.

1. ***A gestão do comportamento*** envolve toda a equipa de saúde. De facto, muitos auxiliares de dentista são inestimáveis quando se trata de lidar com crianças. Assim, todo o pessoal do consultório tem um papel a desempenhar na orientação de uma criança durante a sua experiência dentária.

2. ***Eficaz*** refere-se à prestação de cuidados dentários de elevada qualidade. O tratamento não deve ser modificado em detrimento da saúde oral da criança.

3. Um tratamento ***eficiente*** é uma necessidade na prática privada atual. Dar a uma criança um passeio na cadeira durante uma série de consultas para "se habituar ao ambiente" sem atingir quaisquer objectivos de tratamento é ineficaz.

4. o desenvolvimento da ***atitude positiva*** de um paciente infantil é uma parte integrante da definição proposta de gestão do comportamento. Ao longo dos anos, muitos profissionais têm considerado "fazer o trabalho" como gestão do comportamento. Isto não é suficiente. Se se espera que a criança adopte medidas preventivas e continue a ter cuidados dentários regulares na idade adulta, é obrigatória uma atitude positiva a longo prazo.

➢ O TRIÂNGULO DO TRATAMENTO PEDODÔNTICO

A disparidade entre crianças e adultos no que respeita ao tratamento foi há muito salientada por **Hipócrates** no século V a.C. e por **Celsius** no século IV d.C.

- Um adulto exige que lhe seja prestado um serviço na sua boca e, se não ficar satisfeito, procurará satisfação noutro local, ao passo que a criança vai ao serviço dentário porque é obrigada a fazê-lo e terá de regressar mesmo que não goste do tratamento.
- Podemos esperar que o adulto suporte o desconforto inevitável; por isso, tem a liberdade de escolher o seu tratamento e pode também apreciar o resultado, ao passo que a criança não vê qualquer razão para a atenção do dentista.

- A criança está num estado dinâmico de crescimento e desenvolvimento, enquanto o adulto está num estado estático.
- Consideração do comportamento como parte integrante dos cuidados e necessidades de saúde oral da criança.

Modelo convencional (Figura 1)

A relação médico-doente nos adultos é linear, mas na Pedodontia a relação é triangular. Isto deve-se ao facto de, em Odontopediatria, os pais e a criança estarem ambos envolvidos e a criança estar no vértice do triângulo, uma vez que é o foco de atenção. Isto foi melhor elaborado pela primeira vez no triângulo de tratamento da dentisteria pediátrica apresentado por **GZ Wright** em 1975.
Além disso, as setas indicam que a comunicação não se limita apenas ao benefício da criança, mas é de natureza recíproca.

Modelo modificado (Figura 2)[49]

Uma vez que a comunidade se tornou uma parte importante de todas as componentes do ambiente, foi recentemente acrescentado um novo parâmetro, a sociedade. Esta representação parecia completa com o facto de a comunicação ser recíproca e de a sociedade se encontrar no centro do triângulo, indicando que os métodos de gestão aceitáveis para a sociedade e a litigiosidade da sociedade são factores importantes que influenciam as modalidades de tratamento.

Modelo de tratamento em Odontopediatria (Figura 3)[49]

A odontopediatria é uma combinação de todos os ramos da medicina dentária e a maioria dos seus componentes foi derivada ou associada a outros ramos da medicina dentária, mas os quatro princípios que se destacam nesta especialidade são a prevenção, a avaliação e gestão do risco, a psicologia infantil e a gestão do comportamento. **Vivek P et al.** (2012) propuseram um novo modelo baseado no triângulo pedodôntico e denominaram-no modelo de tratamento de dentisteria pediátrica. Apresenta o antigo triângulo como um quadrado em que o odontopediatra, o pediatra, a família e a sociedade desempenham papéis importantes e, definitivamente, o paciente infantil é o centro das atenções.

- **A ATITUDE DE EQUIPA**[53]

Uma atitude de simpatia pode ser transmitida ao doente-criança quase imediatamente. Uma saudação casual como, "olá amigo, como estás hoje?". Normalmente evoca um sorriso, enquanto que "olá, William" não tende a pôr uma criança à vontade. É possível fazer com que as crianças se sintam em casa no consultório dentário de várias formas. Se os mais novos tiverem alcunhas que preferem, estas devem ser anotadas no registo do paciente e utilizadas em consultas futuras para ajudar a promover uma atmosfera natural e amigável. Embora a simpatia seja fundamental para a gestão do comportamento, deve ser evitada a permissividade excessiva ou uma abordagem demasiado afectuosa. Assim, a equipa dentária deve também projetar um grau de firmeza quando necessário. As crianças têm de perceber quem é que manda e têm de estar cientes do que se espera delas.

- **ORGANIZAÇÃO**

Um tratamento escrito e bem organizado deve estar disponível para o dentista e para o pessoal do consultório. Isto permite ao dentista ou ao higienista dentário proceder diretamente com o doente e permite ao assistente dentário preparar o bloco operatório com antecedência. Os planos de organização no consultório dentário têm muitas dimensões, começando, por exemplo, com a área da receção. Cada consultório dentário deve conceber os seus próprios planos de contingência, e todo o pessoal do consultório deve saber antecipadamente o que se espera dele e o que deve ser feito. Esses planos são uma caraterística fundamental de muitos consultórios de pediatria, pois aumentam a eficiência e contribuem para o sucesso da relação dentista-criança-paciente.

- **A ABORDAGEM POSITIVA**

Para ter sucesso com as crianças, é importante antecipar o sucesso. Law et al. (1969) indicam que as afirmações positivas são muito mais eficazes do que perguntas irreflectidas ou observações dirigidas principalmente às figuras parentais. Sobre o mesmo assunto, ao lidar com crianças difíceis, Mc Donald (1974) afirma que o dentista deve mascarar as reacções emocionais a uma situação e deve permanecer positivo. Existe um consenso geral de que a atitude ou as expectativas do dentista podem afetar o resultado de uma consulta dentária, porque as crianças são susceptíveis de responder com o tipo de comportamento que se espera delas.

- **VERDADE**

A equipa dentária deve ter o cuidado de não se deixar enganar pelas circunstâncias, por exemplo, quando se diz a uma criança que a consulta é para um check-up, é errado proceder a uma restauração. Uma vez que, muitas vezes, as crianças não compreendem a razão de uma mudança de plano, o dentista deve ter tempo para explicar se, por exemplo, os pais persuadem o dentista a concluir o trabalho na consulta de controlo. Se isto acontecer, parece razoável perguntar à criança: "Importas-te de fazer uma obturação hoje para não teres de voltar amanhã? Se eu o fizer hoje, o papá não terá de faltar mais tempo ao trabalho". Se o doente estiver de acordo, o dentista pode prosseguir. Se a resposta for negativa, a escolha da criança deve ser respeitada, pois foi-lhe dito que a consulta era para um check-up. A maioria dos pais está interessada em que os seus filhos tenham uma boa relação de trabalho com o seu dentista. Também eles não querem que a confiança seja destruída.

- **TOLERÂNCIA**

O nível de tolerância, um conceito raramente discutido, varia de pessoa para pessoa. A título de exemplo, considere-se o possível efeito do comportamento do Paulo, que pode ser descrito como limítrofe, cooperativo e não cooperativo, em diferentes dentistas. Por ser incómodo e para toda a equipa dentária, o comportamento da criança é gerido inicialmente utilizando uma técnica disciplinar firme. Algumas pessoas têm um melhor estado de espírito logo de manhã, enquanto a capacidade de lidar com o comportamento de outras melhora à medida que o dia avança. O importante é que os clínicos conheçam os seus níveis de tolerância. Assim, as pessoas da tarde devem dar instruções à rececionista para não marcar problemas de comportamento logo de manhã. Aprender a reconhecer os factores que sobrecarregam os níveis de tolerância é uma forma de evitar a perda de autocontrolo.

- **FLEXIBILIDADE**

Porque as crianças são crianças, sem maturidade, a equipa dentária tem de estar preparada para alterar os seus planos por vezes. Uma criança pode começar a preocupar-se e a contorcer-se na cadeira do dentista ao fim de meia hora, e o tratamento proposto pode ter de ser encurtado. Por outro lado, um dentista pode planear um tratamento pulpar temporário indireto mas, como a criança é difícil, o plano pode ter de ser alterado para completar o tratamento numa única sessão. Por vezes, uma criança pode aparecer para uma consulta dentária fora de si. Com uma febre baixa que não foi reconhecida anteriormente por um paciente, a consulta dentária tem de ser terminada. Assim, a equipa dentária tem de mudar com cada situação, e a flexibilidade torna-se um ingrediente necessário na gestão do comportamento das crianças.

- **COMUNICAÇÃO COM CRIANÇAS [53]**

Um tema comum em grande parte da literatura comportamental em pedodontia é que a comunicação efectiva é essencial para o desenvolvimento de uma boa relação com o paciente e é provavelmente a base para o sucesso de muitos dentistas com as crianças nos seus consultórios. Assim, a comunicação é um aspeto importante do tratamento de crianças.

A) ESTABELECER COMUNICAÇÃO

As crianças são frequentemente tímidas e relutantes em falar quando são expostas pela primeira vez a uma nova experiência e a novas pessoas. Durante a primeira consulta, as crianças podem falar mais facilmente com o assistente dentário, o que permite ao dentista ouvir e avaliar a compreensão e a maturidade emocional da criança.

Ao estabelecer uma comunicação eficaz, a equipa dentária deve ter cuidado para que esta não seja "exagerada". Tal como Till e Brearley (1971) indicam, algumas crianças percebem que, ao controlar as conversas, podem exercer uma influência considerável sobre o seu ambiente. Sabem que, quando estão ocupadas a falar, pouco se pode fazer em termos de medicina dentária, e alguns jovens utilizam perguntas e muita conversa para evitar o tratamento.

B) CLAREZA E CONTROLO POR VOZ

A comunicação é um processo complexo, que inclui um emissor, um meio e um recetor (Moss, 1972). O dentista ou a equipa de saúde dentária é o emissor, a palavra falada, neste caso, é o meio, e a criança doente é o recetor. A mensagem deve ser entendida da mesma forma tanto pelo emissor como pelo recetor.

O objetivo geral da comunicação é a compreensão, e o da gestão de doentes é encorajar o comportamento cooperativo.

Chambers refere a utilização do comando de voz para distinguir a comunicação eficaz da gestão do doente. São usados comandos repentinos e firmes para chamar a atenção da criança ou para a impedir de fazer o que está a ser feito. Em ambos os casos, *o que* se ouve é importante porque o dentista está a tentar influenciar o comportamento diretamente e não através da compreensão. A teoria de Chambers é que o controlo vocal é mais eficaz quando utilizado em conjunto com outras comunicações. Uma ordem súbita para "parar de chorar e prestar atenção" pode ser uma medida preliminar necessária, preparando o caminho para a comunicação futura.

C) COMUNICAÇÕES MULTISSENSORIAIS

Nalguns casos,o foco está no que dizer.Noutros casos,a forma como se diz é importante.Considere,por exemplo,uma assistente dentária que executa as tarefas da cadeira de forma eficiente.Durante o tratamento do paciente,ela fala pouco,tem um semblante inexpressivo e age quase mecanicamente.Tecnicamente,pode ser uma assistente maravilhosa.Mas que imagem projecta para as crianças num consultório? As crianças não podem avaliar de forma eficiente,mas podem obter impressões sobre as pessoas que as tratam.

O contacto corporal é outra forma de comunicação não-verbal.O simples ato do médico de colocar a mão no ombro de uma criança enquanto se senta no banco da cadeira transmite muitas vezes um sentimento de calor e amizade à criança.Por outro lado,um dentista que senta com bastante firmeza uma criança resistente na cadeira está a dizer à criança de uma forma não-verbal que a resistência não é apreciada.

O contacto visual também é importante, pois as crianças que o evitam, muitas vezes, não estão totalmente preparadas para cooperar. Muitos dentistas observaram que as crianças resistentes se recusam frequentemente a estabelecer contacto visual. Por vezes, a instrução firme do dentista, "Olhe para mim!", resulta no estabelecimento do contacto visual e no início da comunicação.

D) AMBIENTE DE COMUNICAÇÃO

O ambiente é um aspeto crítico da comunicação no consultório dentário, particularmente quando as crianças estão a ser tratadas. Uma atmosfera amigável define o ambiente quando um paciente infantil e um pai entram na sala de receção. O sorriso acolhedor da rececionista, a decoração da sala e uma atmosfera caseira podem desempenhar um papel importante no estabelecimento de uma comunicação eficaz no consultório dentário.

E) ESCUTA ACTIVA

A "apropriação" do problema e a escuta ativa são os dois primeiros passos para encorajar o tipo de comunicação genuína citada por Wepman e Sonenberg. O doente é estimulado a expressar os seus sentimentos e o dentista faz o mesmo, um processo necessário na comunicação. Se a criança se comporta de uma forma que provoca uma emoção no dentista, este pode e deve expressar, dentro do razoável, não só a qualidade da emoção mas também a sua força.

F) COMUNICAÇÃO CONFIANTE

A confiança é um ingrediente importante na comunicação com os pacientes de pediatria. Para corroborar este ponto, Wurster, Weinstein e Cohen (1979) apresentaram um estudo bastante sofisticado sobre os padrões de comunicação em pediatria. Eles examinaram os padrões de comunicação entre 15 estudantes de odontologia do último ano, selecionados aleatoriamente, e seus pacientes infantis. As interações foram gravadas em vídeo durante as consultas regulares de tratamento e analisadas de acordo com quatro categorias de comunicação do profissional e quatro categorias de cooperação da criança.As categorias de comunicação do profissional incluíam comportamento de orientação diretiva, comportamento permissivo, comportamento coercivo e outro comportamento. As categorias de cooperação da criança incluíam cooperação, resistência, não cooperação e outro. Foi calculada a probabilidade de uma determinada categoria de comportamento da criança seguir uma determinada categoria de comportamento do profissional.

3) Desenvolvimento infantil[49]

O desenvolvimento da criança não é sinónimo de psicologia da criança. A psicologia infantil engloba o estudo da personalidade da criança, incluindo a patologia comportamental e um ramo da psicologia experimental em que a criança é o animal utilizado para o estudo das leis do comportamento. O desenvolvimento infantil, por outro lado, envolve o estudo de todas as áreas do desenvolvimento humano, desde a conceção até à idade adulta.

O desenvolvimento implica muito mais do que o crescimento. O crescimento implica, demasiadas vezes, apenas um aumento de tamanho. O desenvolvimento implica um desenrolar sequencial que pode envolver mudanças de tamanho, forma, função, número ou capacidade.

✓ Teorias[49]

1. Teorias psicodinâmicas:

- Teoria psicossexual/Teoria psicanalítica de **Sigmund Freud** (1905)
- Teoria cognitiva de **Jean Piaget** (1952)
- Teoria psicossocial/Modelo de desenvolvimento da personalidade de **Erik Erikson** (1963).

2. Teorias da aprendizagem e do desenvolvimento do comportamento:

- Hierarquia das necessidades de **Abraham Maslow** (1954)
- Teoria da aprendizagem social de **Albert Bandura** (1963)
- Condicionamento clássico de **Ivan Pavlov** (1927)
- Condicionamento operante de **BF Skinner** (1938)

1) TEORIAS PSICODINÂMICAS

❖ TEORIA PSICANALÍTICA CLÁSSICA/TEORIA PSICOSSEXUAL

- Esta teoria foi apresentada em 1905 por **Sigmund Freud**, um médico australiano e pai da psiquiatria moderna.

- Defendia o método da associação livre, o que significa que a pessoa devia dizer tudo o que lhe viesse à cabeça, por mais insignificante e embaraçoso que fosse.

- **Freud** comparou a mente humana a um icebergue. A pequena parte que aparece acima da superfície da água representa a experiência consciente e a base muito maior, abaixo do nível da água, representa o armazém inconsciente de impulsos, paixões e memórias inacessíveis que têm um efeito sobre os pensamentos e comportamentos. Freud não inventou exatamente a ideia da mente consciente versus mente inconsciente, mas foi certamente responsável por a tornar popular. A mente consciente é aquilo de que temos consciência num determinado momento, as nossas percepções presentes, memórias, pensamentos e fantasias. A trabalhar em estreita colaboração com a mente consciente está aquilo a que Freud chamou a mente pré-consciente ou memória disponível, ou seja, tudo o que pode ser facilmente tornado consciente, como as memórias em que não está a pensar no momento, mas que pode facilmente trazer à mente. A parte maior, mais complexa e oculta é o inconsciente. Segundo Freud, o inconsciente é a fonte das nossas motivações, sejam elas simples desejos de comida ou sexo, compulsões neuróticas ou os motivos de um artista ou cientista e, no entanto, somos muitas vezes levados a negar ou a resistir a tomar consciência desses motivos, que muitas vezes só estão disponíveis de forma oculta.

Tríade psíquica

- **Freud**, em 1923, elaborou o modelo estrutural tripartido do ego, do ID e do superego e colocou a hipótese de três estruturas nesta teoria para compreender o processo intrapsíquico denominado tríade psíquica.
- A noção geral de Freud de que o nosso comportamento é influenciado por impulsos biológicos (id), regras sociais (superego) e processos de pensamento mediadores (ego) pode não parecer exagerada. No entanto, a sua forte ênfase na natureza primitiva e sexual das pulsões e da energia humanas (libido) contribuiu para tornar a sua teoria muito controversa.
- *IDENTIFICAÇÃO:* É a parte mais primitiva de uma personalidade. É a estrutura básica da personalidade, que serve como um reservatório de instintos. Está presente à nascença como impulso e procura o prazer e a gratificação imediatos. Funcionando sob a orientação do processo primário, o ID não tem a capacidade de modificar o impulso. Por exemplo, a necessidade de

A alimentação de uma criança pequena baseia-se no princípio do prazer, ou seja, a criança quer comer independentemente das circunstâncias externas.
- *Superego:* A parte da personalidade que é a representação interiorizada dos valores e da moral da sociedade, tal como são ensinados à criança pelos pais e outras pessoas. É essencialmente uma consciência individual e julga se a ação é certa ou errada.
- *Ego:* É a parte do self que se ocupa do funcionamento global e da organização da personalidade através da sua capacidade de testar a realidade e da utilização do mecanismo de defesa do ego e de outras funções como a memória, a linguagem e a criatividade. O ego preocupa-se com um

estado em que uma expressão adequada do DI possa ocorrer dentro dos constrangimentos da realidade e das exigências e restrições do superego. Por exemplo, a fome deve esperar até que a comida seja dada. O ego abrange as três dimensões topográficas do consciente, pré-consciente e inconsciente. O ego é o órgão executivo da psique e controla a motilidade, a perceção, o contacto com a realidade e, através dos mecanismos de defesa de que dispõe, o retardamento e a modulação da expressão das pulsões. Freud acreditava que o ego substitui o princípio da realidade pelo princípio do prazer

Fases do desenvolvimento psicossexual

- De acordo com **Sigmund Freud,** o que fazemos e porque o fazemos, quem somos e como nos tornámos assim estão todos relacionados com as nossas diferenças de personalidade originadas na infância. No modelo psicanalítico freudiano, o desenvolvimento da personalidade da criança é discutido em termos de fases de desenvolvimento psicossexual.

- **Freud** delineou cinco fases de manifestações do desenvolvimento sexual. Em cada fase, diferentes áreas dominam a fonte de excitação sexual e as diferenças na satisfação dos impulsos sexuais em cada fase conduzirão a diferenças nas personalidades adultas. Uma resolução correcta dos conflitos levará a criança a passar de uma fase para outra.

No entanto, se não se conseguir uma resolução adequada, a criança ficará fixada na fase atual, o que se acredita ser a causa de muitas perturbações da personalidade e do comportamento.

1)Fase oral

Idade: 0 a 1,5 anos.

Zona erógena em foco: A boca.

Actividades gratificantes: Amamentar, comer, bem como os movimentos da boca, incluindo a sucção, a mordedura e a deglutição.

Interação com o ambiente: Para o bebé, o peito da mãe não é apenas a fonte de alimento e bebida, mas também representa o seu amor. Uma vez que a personalidade da criança é controlada pelo DI e, por conseguinte, exige uma gratificação imediata, é fundamental uma alimentação reactiva (tanto a alimentação insuficiente como a alimentação forçada podem resultar em fixação nesta fase).

Sintomas de fixação oral: Fumar, roer as unhas, beber, sarcasmo.

2)Fase anal

Idade: 1,5 a 3 anos.

Zona erógena em foco: Ânus.

Actividades gratificantes: Movimentos intestinais e a retenção desses movimentos.

Interação com o meio ambiente: O principal acontecimento nesta fase é o treino para ir à casa de banho, um processo através do qual as crianças aprendem quando e como a excreção é considerada apropriada pela sociedade. As crianças nesta fase começam a aperceber-se do prazer e do desprazer associados aos movimentos intestinais através do treino da sanita. Ao exercitar

controlo sobre a retenção e a expulsão das fezes, a criança pode optar por aceitar ou recusar os desejos dos pais.

Sintomas de fixação anal

Personalidade anal-expulsiva: Se os pais forem demasiado indulgentes e não conseguirem incutir as regras da sociedade sobre o controlo dos movimentos intestinais, a criança obterá prazer e sucesso com a expulsão. Os indivíduos com uma fixação por este modo de gratificação são excessivamente desleixados, desorganizados, imprudentes, descuidados e desafiantes.

Personalidade anal-retentiva: Se uma criança for excessivamente pressionada e castigada pelos pais durante o treino para ir à casa de banho, sentirá ansiedade durante os movimentos intestinais e, por isso, não fará essas funções. Os indivíduos com esta fixação são limpos, organizados e intolerantes para com aqueles que não são limpos.

3)Fase Uretral

Idade: 3 a 4 anos.

Zonas erógenas: Esta é uma fase de transição entre as fases anal e fálica e tem características de ambas.

Actividades gratificantes: Prazer em urinar.

Interação com o meio ambiente: As características da fase uretral são muitas vezes subsumidas às da fase fálica. O erotismo uretral, no entanto, é usado para se referir ao prazer na micção; bem como o prazer na retenção uretral análogo à retenção anal. Questões semelhantes de desempenho e controlo estão relacionadas com o funcionamento uretral. O funcionamento uretral pode também ser investido de uma qualidade sádica, reflectindo frequentemente a persistência de impulsos sádicos anais. O traço uretral predominante é o de competitividade e ambição, provavelmente relacionado com a compensação por
vergonha devido à perda do controlo uretral. Para além dos efeitos saudáveis análogos aos do período anal, a competência uretral proporciona um sentimento de orgulho e de autocompetência, uma vez que um rapazinho pode imitar e igualar o desempenho do seu pai adulto.

4)Fase fálica

Idade: 4 a 5 anos.

Zona erógena em foco: Genitais.

Actividades gratificantes: Acariciar os genitais.

Interação com o meio ambiente: Esta é provavelmente a fase mais difícil do desenvolvimento psicossexual de uma pessoa. Segundo Freud, o acontecimento-chave nesta fase é o sentimento de atração da criança pelo progenitor do sexo oposto, juntamente com a inveja e o medo do progenitor do mesmo sexo. Nos rapazes, esta situação é designada por **complexo de Édipo**, em homenagem ao jovem de um mito grego que matou o pai e casou com a mãe sem saber as suas verdadeiras identidades. Os rapazes no meio do complexo de Édipo experimentam frequentemente uma intensa "ansiedade de castração", que advém do medo de serem castigados pelo pai devido ao seu desejo pela mãe. No processo de identificação com o pai, o rapaz não só assume os padrões de comportamento do pai, como também as ideias de certo e errado do pai. Assim, é a identificação grosseira na fase fálica que o superego do rapaz começa a formar-se. Nas raparigas, este tipo de atração é designado por **complexo de Electra, em** homenagem à filha de Agamémnon, que mandou assassinar a mãe. Para a rapariga, a sequência começa com um foco erótico no pai. Mas, além disso, a rapariga apercebe-se de que não tem os órgãos sexuais do pai ou dos irmãos e sente "inveja do pénis". Suspeita que pode ter sido castrada pela mãe, o que a deixa zangada e acaba por ressentir-se e desvalorizar a mãe. No entanto, acaba por se identificar com a mãe, em parte porque sabe que, se assumir as características da mãe, *terá* mais hipóteses na sua própria "relação romântica" com o pai. Assim, apesar do seu afeto pelo pai e do seu ressentimento em relação à mãe, a menina identifica-se com a mãe, comportando-se como ela e incorporando os seus valores.

Sintomas de fixação fálica

Para os homens: Ansiedade e sentimentos de culpa em relação ao sexo medo da castração e personalidade narcísica (interesse pelas próprias características).

Para as mulheres: Está implícito que as mulheres nunca ultrapassam totalmente esta fase e que manterão sempre um sentimento de inveja e de inferioridade, mas não existem fixações possíveis resultantes desta fase.

5)Latência

Idade: 5 anos-Puberdade.

Erogénico com foco: Nenhum.

Interação com o meio ambiente: Este é um período durante o qual os sentimentos sexuais são suprimidos para permitir que as crianças concentrem a sua energia noutros aspectos da vida. É um período de adaptação ao ambiente social fora de casa, de absorção da cultura, de formação de crenças e valores, de desenvolvimento de amizades do mesmo sexo, de prática de desportos, etc. Grande parte das energias da criança é canalizada para o desenvolvimento de novas competências e para a aquisição de novos conhecimentos e as brincadeiras ficam em grande parte confinadas a outras crianças do mesmo sexo.

6)Fase genital

Idade: A partir da puberdade.

Zona erógena em foco: Genital.

Actividades gratificantes: Relações heterossexuais.

Interação com o meio ambiente: Esta fase é marcada por um interesse e um desejo sexual renovados e pela procura de relações. Existem três fontes principais de excitação sexual durante este período: memórias e sensações de períodos anteriores da infância, manipulação física dos órgãos genitais e de outras zonas erógenas e secreções hormonais. Muitos dos temas e ansiedades das fases anteriores ressurgem, mas sob formas novas e mais maduras. Em particular, os alvos da excitação sexual encontram-se agora fora *do* pequeno círculo do eu e da família. Surgem relações heterossexuais maduras, com a possibilidade de procriação, que preserva a espécie, agora muito real.

Sintomas de fixação genital: Esta fase não provoca qualquer fixação. Segundo Freud, se as pessoas têm dificuldades nesta fase, os danos foram causados nas fases orais, anais e fálicas anteriores. Estas pessoas chegam a esta última fase de desenvolvimento com fixações de fases anteriores, por exemplo, a atração pelo sexo oposto pode ser uma fonte de ansiedade nesta fase, se a pessoa não tiver resolvido com sucesso o conflito de Édipo ou Electra.

- **TEORIA PSICOSSOCIAL/TEORIA DAS TAREFAS DE DESENVOLVIMENTO**

- **Erik H Erikson** foi um psicólogo do desenvolvimento e psicanalista dinamarquês-alemão-americano, conhecido pela sua teoria sobre o desenvolvimento social do ser humano. É talvez o mais famoso por ter cunhado a expressão crise de identidade.

- O seu interesse pela identidade desenvolveu-se desde cedo, com base nas suas próprias experiências na escola. Publicou uma série de livros sobre as suas teorias e investigações, incluindo Childhood and Society e The Life Cycle Completed. O seu livro A Verdade de Gandhi foi galardoado com um Prémio Pulitzer.

A teoria psicossocial foi proposta por Erikson em 1950 no seu livro "Childhood and Society".

- **Erikson** foi amigo íntimo e aluno de **Freud** e elaborou e modificou a teoria de Freud através da sobreposição de factores psicossociais e psicossexuais que contribuem simultaneamente para o desenvolvimento da personalidade.

- Esta teoria postula que a sociedade responde às necessidades básicas ou tarefas de desenvolvimento da criança num período específico da vida e, ao fazê-lo, assegura o crescimento saudável da criança e a sua sobrevivência na cultura e nas tradições. De acordo com **Erikson,** cada indivíduo passa por oito fases de desenvolvimento. Cada fase é caracterizada por uma crise psicológica diferente, que deve ser resolvida pelo indivíduo antes de poder passar à fase seguinte. Se a pessoa lidar com uma determinada crise de uma forma desadaptativa, o resultado será mais lutas com o mesmo problema mais tarde na vida.

Fase 1: Bebé - Dos 0 aos 1 anos

Crise: Confiança vs Desconfiança.

Descrição: No primeiro ano de vida, os bebés dependem dos outros para obter comida, calor e afeto e, por isso, devem ser capazes de confiar cegamente nos pais (ou cuidadores) para os fornecerem.

Resultado positivo: Se as suas necessidades forem satisfeitas de forma consistente e reactiva pelos pais, os bebés não só desenvolverão uma ligação segura com os pais, como também aprenderão a confiar no seu ambiente em geral.

Resultado negativo: Se não houver, a criança desenvolverá desconfiança em relação às pessoas, ao ambiente e até a si própria.

Aplicações dentárias: Esta fase identifica-se com o desenvolvimento da ansiedade de separação na criança. Por isso, se for necessário efetuar um tratamento dentário nesta idade precoce, é preferível fazê-lo com os pais presentes e, de preferência, com os pais a segurar a criança

Fase 2: Criança - 1 a 2 anos de idade

Crise: Autonomia vs Dúvida.

Descrição: As crianças aprendem a andar, a falar, a usar a casa de banho e a pensar por si próprias. O seu auto-controlo e auto-confiança começam a desenvolver-se nesta fase.

Resultado positivo: Se os pais encorajarem a iniciativa do filho e o tranquilizarem quando ele comete erros, a criança desenvolverá a confiança necessária para enfrentar situações futuras que exijam escolha, controlo e independência. Os pais não devem desencorajar a criança, mas também não devem pressioná-la. É necessário um equilíbrio. É frequente aconselhar-se aos novos pais que sejam "firmes mas tolerantes" nesta fase. Desta forma, a criança desenvolverá o autocontrolo e a autoestima.

Resultado negativo: Se os pais forem demasiado protectores ou desaprovarem os actos de independência da criança, esta pode começar a sentir vergonha do seu comportamento ou a duvidar demasiado das suas capacidades. Outro fator de insucesso é a liberdade sem restrições, ou seja, se tentarmos ajudar as crianças a fazer o que elas devem aprender a fazer por si próprias, também lhes daremos a

A impressão que fica é que não servem para muita coisa. Se não for suficientemente paciente para esperar que o seu filho aperte os atacadores dos sapatos, ele nunca aprenderá a apertar os atacadores e pensará que isso é demasiado difícil de aprender.

Aplicação dentária: A criança está a afastar-se da mãe, mas continua a voltar-se para ela em situações de ameaça. Por isso, a presença dos pais é essencial na clínica dentária. Nesta fase, como a criança tem prazer em fazer as tarefas sozinha, o dentista deve obter a sua cooperação, fazendo-a acreditar que o tratamento é uma escolha sua e não do dentista/pai.

Fase 3: Primeira Infância - Idade 2 a 6 anos

Crise: Iniciativa vs Culpa.

Descrição: Nesta fase, as crianças têm um novo poder, uma vez que desenvolveram as suas capacidades motoras e estão mais empenhadas na interação social com as pessoas que as rodeiam. Agora têm de aprender a encontrar um equilíbrio entre a ânsia de mais aventura e mais responsabilidade e aprender a controlar os impulsos e as fantasias infantis.

Resultado positivo: Se os pais forem encorajadores mas consistentes na disciplina, as crianças aprenderão a aceitar sem culpa que certas coisas não são permitidas e, ao mesmo tempo, não sentirão vergonha quando usarem a sua imaginação e se envolverem em jogos de faz-de-conta.

Resultado negativo: Se não o fizerem, as crianças podem desenvolver um sentimento de culpa e podem vir a acreditar que é errado ser independente.

Aplicação dentária: Para a maioria das crianças, a primeira visita ao dentista ocorre durante a fase de iniciativa. Ir ao dentista pode ser considerado uma aventura nova e desafiadora na qual a criança pode experimentar o sucesso. O sucesso em lidar com a ansiedade da visita ao dentista pode ajudar a desenvolver uma maior independência e produzir um sentimento de realização. Uma visita ao dentista mal gerida pode também contribuir para o sentimento de culpa que acompanha o fracasso. Uma criança nesta fase estará intensamente curiosa sobre o consultório do dentista e ansiosa por aprender sobre as coisas que lá existem. Uma visita exploratória com pouco trabalho é muitas vezes uma boa maneira de começar a experiência dentária.

Fase 4: Ensino básico e secundário - Dos 6 aos 12 anos

Crise: Indústria vs Inferioridade.

Descrição: A escola é o acontecimento mais importante nesta fase. A criança aprende a fazer coisas, a utilizar ferramentas e a adquirir as competências necessárias para ser um trabalhador e um potencial provedor, e faz tudo isto enquanto faz a transição do mundo de casa para o mundo dos seus pares. A criança que, devido às sucessivas e bem sucedidas resoluções de crises psicossociais anteriores, é confiante, autónoma e cheia de iniciativa, aprenderá facilmente a ser trabalhadora. Nos termos **de Erikson**, a criança adquire a diligência e começa a preparar-se para entrar num mundo competitivo. A influência dos pais como modelos de comportamento diminui e a influência do grupo de pares aumenta.

Resultado positivo: Se as crianças puderem descobrir o prazer da estimulação intelectual, da produtividade e da procura do sucesso, desenvolverão um sentido de competência.

Resultado negativo: Se a criança não tiver sucesso suficiente, por exemplo, devido a professores severos ou a colegas que a rejeitam, desenvolverá um sentimento de inferioridade ou de incompetência.

Aplicação dentária: As crianças nesta idade estão a tentar aprender as competências e regras que definem o sucesso em qualquer situação, o que inclui o consultório dentário. Uma chave para a orientação comportamental é estabelecer objectivos intermédios atingíveis, delineando claramente para a criança como atingir esses objectivos e reforçando positivamente o sucesso na consecução desses objectivos. Devido ao desejo da criança de ter um sentido de indústria e de realização, a cooperação com o tratamento pode ser obtida. As crianças nesta fase ainda não são provavelmente motivadas por conceitos abstractos, mas podem ser motivadas por uma melhor aceitação ou estatuto do grupo de pares. Isto significa que enfatizar como os dentes ficarão mais bonitos se a criança cooperar é mais provável que seja um fator de motivação do que enfatizar uma melhor oclusão dentária.

Fase 5: Adolescência - Dos 12 aos 18 anos

Crise: Confusão entre identidade e papel.

Descrição: Esta é a altura em que colocamos a questão "Quem sou eu"? Para responder com sucesso a esta pergunta, **Erikson** sugere que o adolescente deve integrar a resolução saudável de todos os conflitos anteriores; os adolescentes que conseguiram lidar com sucesso com os conflitos anteriores estão prontos para a crise de identidade, que é considerada por **Erikson** como o conflito mais significativo que uma pessoa deve enfrentar. A adolescência, um período de intenso desenvolvimento físico, é também a fase do desenvolvimento psicossocial em que se adquire uma identidade pessoal única. Este sentido de identidade inclui tanto um sentimento de pertença a um grupo maior como a perceção de que se pode existir fora da família. É uma fase extremamente complexa devido às muitas novas oportunidades que surgem. A emergência da sexualidade complica as relações com os outros. Ao mesmo tempo, as capacidades físicas mudam, as responsabilidades académicas aumentam e as possibilidades de carreira começam a ser definidas. Os membros do grupo de pares tornam-se modelos importantes, e os valores e gostos dos pais e de outras figuras de autoridade são susceptíveis de serem rejeitados.

Resultado positivo: Se o adolescente resolver este conflito com êxito, sairá desta idade com uma identidade forte e pronto a planear o futuro.

Resultado negativo: Se não o fizer, o adolescente afundar-se-á na confusão, incapaz de tomar decisões e fazer escolhas, especialmente sobre a vocação, a orientação sexual e o seu papel na vida em geral. medida que a adolescência avança, a incapacidade de se separar do grupo indica uma falha no desenvolvimento da identidade. Isto, por sua vez, pode conduzir a um fraco sentido de orientação para o futuro, a uma confusão quanto ao seu lugar na sociedade e a uma baixa autoestima.

Aplicação dentária: A gestão do comportamento dos adolescentes pode ser um desafio. Qualquer tratamento ortodôntico deve ser efectuado se a criança o desejar e não os pais, uma vez que, nesta fase, a autoridade parental está a ser rejeitada. A aprovação do grupo de pares é extremamente importante. Por exemplo, o tratamento ortodôntico tornou-se tão comum que pode haver uma perda de status por ser um dos poucos no grupo que não está recebendo tratamento, de modo que o tratamento pode até mesmo ser solicitado a fim de permanecer "um da multidão". É extremamente importante perceber que o tratamento está a ser feito por ele e não para ele. Os conceitos abstractos podem ser facilmente apreendidos, mas os apelos para fazer algo devido ao seu impacto na saúde pessoal não são susceptíveis de serem ouvidos.

Fase 6: Idade adulta jovem - dos 19 aos 40 anos

Crise: Intimidade vs. Isolamento.

Descrição: Nesta fase, os acontecimentos mais importantes são as relações amorosas. Por muito bem sucedido que seja no seu trabalho, diz **Erikson**, só estará completo em termos de desenvolvimento quando for capaz de ter intimidade. O desenvolvimento bem sucedido da intimidade depende da vontade de se comprometer e até de se sacrificar para manter uma relação.

Um indivíduo que não tenha desenvolvido um sentido de identidade tem normalmente medo de uma relação de compromisso e pode refugiar-se no isolamento.

Resultado positivo: Os indivíduos adultos podem estabelecer relações estreitas e partilhar com os outros se tiverem alcançado um sentido de identidade. O sucesso leva ao estabelecimento de afiliações e parcerias, tanto com um companheiro como com outras pessoas do mesmo sexo, no trabalho para atingir os objectivos profissionais.

Resultado negativo: Caso contrário, temerão o compromisso, sentir-se-ão isolados e incapazes de depender de qualquer pessoa no mundo. O fracasso leva ao isolamento dos outros e é provável que seja acompanhado de fortes preconceitos e de um conjunto de atitudes que servem para manter os outros afastados em vez de os aproximar.

Aplicação dentária: Nesta fase, a aparência externa é muito importante, uma vez que ajuda a alcançar uma relação íntima. Por isso, o foco são os tratamentos ortodônticos e estéticos.

Fase 7: Idade adulta média - 40 a 65 anos

Crise: Criatividade vs Estagnação.

Descrição: Por generatividade **Erikson** refere-se à capacidade do adulto de olhar para fora de si próprio e cuidar dos outros através da parentalidade. A geração seguinte é guiada, em suma, não só pela educação e influência dos próprios filhos, mas também pelo apoio à rede de serviços sociais necessários para garantir o sucesso da geração seguinte. O traço de personalidade oposto nos adultos é a estagnação, caracterizada pela autoindulgência e pelo comportamento egocêntrico.

Resultado positivo: As pessoas podem resolver esta crise tendo e educando os filhos ou ajudando a próxima geração de outras formas.

Resultado negativo: A pessoa continuará a centrar-se em si própria e a estagnar mais tarde na vida.

Fase 8: Idade adulta tardia - 65 anos até à morte

Crise: Integridade vs Desespero.

Descrição: A velhice é um momento para refletir sobre a própria vida e vê-la repleta de prazeres e satisfações ou de desilusões e fracassos.

Resultado positivo: Se as outras sete crises psicossociais tiverem sido resolvidas com sucesso, o adulto maduro desenvolve o pico do ajustamento: a integridade. Se o adulto tiver alcançado um sentido de realização em relação à vida e um sentido de unidade consigo próprio e com os outros, aceitará a morte com um sentido de integridade, tal como uma criança saudável não temerá a vida.

Resultado negativo: O oposto disto é o desespero. É muitas vezes expresso como desgosto e infelicidade em grande escala, frequentemente acompanhado pelo receio de que a morte ocorra antes de uma mudança de vida que possa conduzir à integridade.

❖ TEORIA DO DESENVOLVIMENTO COGNITIVO

- **Jean Piaget**, o principal teórico mundial no domínio do desenvolvimento cognitivo, propôs esta teoria em 1952.
- Piaget estudou todos os aspectos da aquisição de conhecimentos, desde as competências linguísticas ao conceito de tempo e espaço e à compreensão dos símbolos matemáticos. A escola de psicologia de Genebra, na qual Jean Piaget é a figura de proa desde o início dos anos 20, estudou a visão do mundo da criança, a sua aquisição de sistemas de conhecimento como a medição lógica, a moralidade, a formação de conceitos, o desenvolvimento da linguagem e a teoria da realidade física.
- Escreveu mais de vinte e cinco livros e publicou mais de 160 artigos sobre psicologia. As suas teorias estão relacionadas com a aplicação prática e a compreensão e foram originalmente descritas para professores e especialistas em psicologia infantil.
- A sua teoria do desenvolvimento cognitivo e a sua visão epistemológica são designadas conjuntamente por "epistemologia genética". Esta teoria foi definida por Piaget como o estudo da aquisição, modificação e crescimento de ideias abstractas com base no substrato herdado e no funcionamento

inteligente que torna o crescimento possível. **Piaget deduziu a** sua teoria fazendo perguntas às crianças. Não lhe interessava tanto se as respostas dadas estavam correctas, mas sim a forma como a criança chegava à resposta. Piaget propôs que o desenvolvimento da criança se processa a partir de uma posição centrada no ego, através da expansão previsível e da incorporação de experiências aprendidas. Trata do desenvolvimento cognitivo, começando com os reflexos primitivos e a coordenação motora da infância, passando pelo pensamento e pela resolução de problemas da adolescência até à idade adulta. Propõe que o mundo é um ambiente estável e que a criança o adquire através do conhecimento da matemática e da lógica como realidade. Depois, à medida que a criança cresce, é-lhe pedido que se adapte às pessoas com quem vive. Todas estas fases podem ser agrupadas da seguinte forma:

- *Operação:* Uma ação que a criança realiza mentalmente e que tem a propriedade adicional de ser reversível.
- *Esquema:* Representam um processo dinâmico de diferenciação e reorganização do conhecimento com a consequente evolução do comportamento e do funcionamento cognitivo adequado à idade da criança. Os esquemas são categorias de conhecimento que nos ajudam a interpretar e a compreender o mundo. De acordo com **Piaget**, o esquema inclui tanto uma categoria de conhecimento como o processo de obtenção desse conhecimento. Com a experiência, a nova informação é utilizada para modificar, acrescentar ou alterar esquemas previamente existentes. Por exemplo, uma criança que acabou de aprender a palavra "pássaro" tenderá a para assimilar todos os objectos voadores à sua ideia de pássaro. Quando ele vê uma abelha, provavelmente dirá: "Olha, pássaro!".
- *Assimilação:* Novo objeto ou ideia interpretada em termos de ideia ou ação que a criança já adquiriu no âmbito das suas competências específicas da idade. O processo de integração de novas informações em esquemas previamente existentes é conhecido como assimilação. O processo é algo subjetivo, porque temos tendência a modificar a experiência ou a informação para que se enquadre nas nossas crenças pré-existentes.
- *Acomodação:* A acomodação envolve a alteração de esquemas, ou ideias, existentes como resultado de novas informações ou novas experiências.

Durante este processo, podem também ser desenvolvidos novos esquemas. Por exemplo, a criança que acabou de aprender a palavra pássaro tenderá a assimilar todos os objectos voadores na sua ideia de pássaro. Quando vê um helicóptero, é provável que diga "olha pássaro". No entanto, para que a inteligência se desenvolva, a criança deve também ter o processo complementar de acomodação. A acomodação ocorre quando a criança altera a sua estrutura cognitiva ou categoria mental para melhor representar o ambiente, como para distinguir entre pássaros e helicópteros. Por outras palavras, a criança adapta-se ao facto de ver um helicóptero, criando uma categoria separada de objectos voadores para o helicóptero.

- *Equilíbrio:* Estado estabelecido como resultado de novos conhecimentos para a criança. **Piaget** acreditava que as crianças tentam encontrar um equilíbrio entre a assimilação e a acomodação, o que é conseguido através de um mecanismo chamado equilibração. À medida que as crianças progridem nas fases de desenvolvimento cognitivo, é importante manter um equilíbrio entre a aplicação de conhecimentos anteriores (assimilação) e a alteração do comportamento para ter em conta os novos conhecimentos (acomodação). A equilibração ajuda a explicar como as crianças são capazes de passar de uma fase de pensamento para a seguinte.

Piaget assinalou quatro fases de crescimento cognitivo, cada uma caracterizada por um tipo diferente de pensamento e em que cada criança se baseia mais em estímulos internos.

1. Período sensório-motor (do nascimento aos 2 anos de idade)
2. Período pré-operacional (2 a 7 anos de idade)
   - Período pré-concetual (2 a 4 anos de idade)
   - Fase intuitiva (4 a 7 anos de idade)
3. Período operacional do betão (7 a 11 anos de idade)
4. Período de funcionamento formal (para além de 11 anos).

1)Período Sensorimotor

- Isto acontece desde o nascimento até aos 2 anos de idade. Durante os primeiros 2 anos de vida, a criança evolui de um recém-nascido quase totalmente dependente de actividades reflexas para um indivíduo capaz de desenvolver novos comportamentos.

- Durante esta fase, a criança desenvolve o conceito básico de objeto, incluindo a ideia de que os objectos no ambiente são permanentes e não desaparecem quando a criança não está a olhar para eles.
- Durante este período, desenvolvem-se modos de pensamento simples que são a base da linguagem, mas a comunicação entre uma criança e um adulto nesta fase é extremamente limitada devido aos conceitos simples da criança e à falta de capacidades linguísticas.
- O animismo consiste em dar vida a objectos inanimados, como móveis, paredes, chão ou portas, etc. E se a criança se magoar com esses objectos, sentir-se-á feliz se lhes bater, ou se o responsável ou os pais lhe baterem.
- A aplicação dentária é que a criança começa a interagir com o ambiente e pode receber brinquedos enquanto está sentada na cadeira dentária na sua mão.

2)Período pré-operacional

- Este período vai dos 2 aos 7 anos de idade e é designado por período de transição. A manipulação de símbolos ou palavras é um traço caraterístico desta fase. Durante este período, surgem incoerências acentuadas nos conhecimentos da criança.
- O período pré-operacional pode ser dividido em duas fases:

1. Fase pré-concetual (2 a 4 anos):

- Esta fase marca o início da atividade simbólica.
- As reacções da criança não se baseiam apenas na natureza física do estímulo, mas no seu significado.
- Durante esta fase, um estímulo começa a adquirir significado e a criança pode utilizar um estímulo para representar outros objectos.

2. Fase intuitiva (4 a 7 anos):

- O raciocínio pré-lógico surge com base em aparências pré-conceptuais, sem qualquer reversibilidade.
- A tentativa e o erro podem levar a uma descoberta intuitiva de relações correctas, mas a criança é incapaz de ter em conta mais do que um atributo de cada vez.

- No período pré-operacional, as capacidades de raciocínio lógico são limitadas.
- O processo de pensamento da criança é dominado pelas impressões sensoriais imediatas.
- Nesta fase, mostra-se primeiro à criança dois copos de igual tamanho com água dentro. A criança concorda que ambos contêm a mesma quantidade de água. Em seguida, o conteúdo de um copo é vertido num copo mais alto e mais estreito, enquanto a criança observa. Agora, quando lhe perguntam qual o recipiente que tem mais água, a criança diz normalmente que é o mais alto. A sua impressão é dominada pela maior altura da água no copo alto

Aplicação dentária: Uma criança em fase pré-operacional terá dificuldade em compreender uma cadeia de raciocínio como a escovagem e o uso do fio dental para remover partículas de alimentos que, por sua vez, evitam que as bactérias formem ácidos que previnem a cárie dentária. Mas, nesta fase, é muito mais provável que compreenda que a escovagem torna os dentes brancos, claros e macios. As três principais áreas de foco nesta fase são:

1. *Construtivismo:* A criança gosta de explorar as coisas e de fazer as suas próprias observações. Por exemplo, a criança examina a cadeira dentária, a seringa das vias respiratórias.
2. *Equilíbrio cognitivo:* A criança é explicada sobre o equipamento ou instrumento e deixada a lidar com ele.
3. *Animismo:* A criança correlaciona as coisas com outros objectos a que está mais habituada. Por exemplo, a peça de mão pode ser chamada "Willie Assobiador", que fica feliz quando trabalha a polir os dentes da criança.

3) Período de funcionamento do betão

- Este período vai dos 7 aos 11 anos de idade.
- À medida que a criança passa para esta fase, normalmente após cerca de um ano de atividade no pré-escolar e no primeiro ciclo, surge uma melhor capacidade de raciocínio. Pode utilizar um número limitado de processos lógicos, especialmente os que envolvem objectos que podem ser manuseados ou manipulados.

- A criança é capaz de descentrar, ou seja, de concentrar a atenção em mais do que um atributo ao mesmo tempo, e também é capaz de raciocinar de forma a poder classificar os objectos de acordo com os seus tamanhos e formas.
- A criança nesta fase sofre um enorme surto de desenvolvimento intelectual e é capaz de comparar e tolerar diferentes pontos de vista. O raciocínio silogístico, no qual uma conclusão lógica é formada a partir de duas premissas, aparece durante esta fase.
- Os princípios de conservação e de reversibilidade são também reforçados nesta fase. Nesta idade, a criança pode observar a água a ser vertida de um copo para outro, imaginar o inverso deste processo e concluir que a quantidade de água permanece a mesma.
- Os processos importantes durante esta fase são:
- *Seriação*: A capacidade de ordenar objectos de acordo com o seu tamanho, forma ou qualquer outra caraterística. Por exemplo, se lhes forem dados objectos de cores diferentes, podem fazer um gradiente de cor.
- *Transitividade*: A capacidade de reconhecer relações lógicas entre elementos numa ordem serial e de efetuar "inferências transitivas" (por exemplo, se A é mais alto do que B e B é mais alto do que C, então A tem de ser mais alto do que C).
- *Classificação*: A capacidade de nomear e identificar conjuntos de objectos de acordo com o seu aspeto, tamanho ou outra caraterística, incluindo a ideia de que um conjunto de objectos pode incluir outro.
- *Descentralização*: Quando a criança tem em conta vários aspectos de um problema para o resolver.
- *Reversibilidade*: A criança compreende que os números ou os objectos podem ser alterados e depois voltar ao seu estado original. Por esta razão, uma criança será capaz de determinar rapidamente que se 4+4 é igual a t, t-4 será igual a 4, a quantidade original.
- *Eliminação do Egocentrismo*: A capacidade de ver as coisas da perspetiva de outra pessoa.
- A aplicação dentária inclui dar instruções concretas, como por exemplo, isto é um aparelho de contenção, escovar assim, permitir que segure no espelho

para ver o que está a ser feito nos seus dentes, envolver-se no tratamento, por exemplo, segurar a ponta de sucção sozinho.

4) Fase Operacional Formal

- Isto depois dos 11 anos de idade.
- A capacidade de lidar com conceitos abstractos e com o raciocínio abstrato desenvolve-se por volta dos 11 a 12 anos de idade. Esta fase está mais relacionada com as experiências do que com a idade e é preditiva da capacidade. Para além da capacidade de lidar com abstracções, os adolescentes desenvolveram-se cognitivamente ao ponto de conseguirem pensar sobre o pensamento. Estão agora conscientes de que os outros pensam, mas geralmente numa nova expressão de egocentrismo, presumem que eles e os outros estão a pensar na mesma coisa.
- Nesta fase, o processo de pensamento da criança tornou-se semelhante ao de um adulto e a criança é capaz de compreender conceitos como doenças e tratamentos preventivos.
- A criança é capaz de raciocinar sobre um problema hipotético e fazer uma pesquisa sistemática para o resolver.
- As aplicações dentárias incluem tratamentos dentários estéticos e correctivos.

2) TEORIAS DA APRENDIZAGEM E DO DESENVOLVIMENTO DO COMPORTAMENTO[49]

❖ HIERARQUIA DAS NECESSIDADES

- Este conceito foi apresentado em 1943 por **Abraham Maslow** no seu artigo A Theory of Human Motivation.
- Esta teoria desenvolveu uma classificação das necessidades e motivações prioritárias individuais durante o desenvolvimento da personalidade. Uma hierarquia triangular de cinco níveis destas necessidades, desde as mais básicas e importantes até às mais elaboradas, mostra uma tendência dos motivos instintivos para os motivos intelectuais mais racionais.

Níveis da hierarquia das necessidades

Nível 1: Necessidades fisiológicas: São necessidades básicas, como a alimentação e a água, bem como o ar, o sono, o vestuário, etc., e devem ser satisfeitas antes das outras necessidades. Se não forem satisfeitas, as pessoas direccionarão toda a sua energia e recursos para as satisfazer. As necessidades biológicas, como a alimentação, a água, o oxigénio, o sono, o sexo, etc., são as necessidades importantes porque uma pessoa sentiria doença, irritação, dor, desconforto, etc. ou poderia mesmo morrer se não fossem satisfeitas.

Nível 2: Necessidades de segurança: A segurança física e psicológica é necessária para satisfazer estas necessidades. São elas a proteção, a estabilidade, a prevenção da dor, etc. Maslow acreditava que as crianças precisam mais de segurança do que os adultos quando sentem medo. As necessidades de segurança são sobretudo de natureza psicológica, podendo ser a segurança de um lar e da família.

Nível 3: Necessidades de amor e de pertença: Estas necessidades são também designadas por necessidades sociais e incluem o afeto, a aceitação e a inclusão em grupos integrados, a necessidade de afeto dos pais, dos pares e de outros entes queridos. Trata-se de dar e receber amor, e também de um sentimento de pertença.

Nível 4: Necessidades de estima: Inclui o respeito por si próprio e a autoestima, que são as necessidades de ser respeitado, de ter respeito por si próprio e de respeitar os outros. As necessidades humanas incluem a necessidade de ser competente, de alcançar, de ser bem sucedido e de ser aberto e independente. Além disso, as necessidades de estima incluem o desejo de ser reconhecido e apreciado pelas suas realizações.

Nível 5: Necessidades de auto-realização: Maslow considerou que um grupo muito pequeno de pessoas atinge um nível chamado auto-realização, em que todas as suas necessidades são satisfeitas. E é descrito como uma pessoa que encontra a sua "paixão ou missão"

❖ TEORIA DA APRENDIZAGEM SOCIAL

- Esta teoria foi proposta por **Albert Bandura** em 1963.

- Na teoria da aprendizagem social, o reforço é considerado uma condição facilitadora e não uma condição necessária para a aprendizagem.

- Bandura acredita que o comportamento é largamente motivado por necessidades sociais. O reforço é um método poderoso para regular o desempenho do comportamento, mas é um método relativamente ineficaz para a aprendizagem do comportamento. Os dois componentes mais essenciais desta teoria são os conceitos de modelação e reforço.

Processo de atenção

- Uma criança não pode aprender por observação se não estiver atenta à caraterística essencial do comportamento do modelo. O simples facto de expor a criança ao modelo não garante a sua atenção.
- Os factores relacionados com a captação da sua atenção implicam a relevância do comportamento do modelo para o da criança observadora. Isto significa que o observador deve ser capaz de se associar e de se identificar com o modelo.
- A aprendizagem por observação pode ser uma ferramenta importante na gestão do tratamento dentário. Se uma criança pequena observar um irmão mais velho a ser submetido a um tratamento dentário sem queixas ou comportamento não cooperante, é provável que imite esse comportamento. Se o irmão mais velho for observado a ser recompensado, a criança mais nova também esperará uma recompensa por estar bem.

Processo de retenção

- Para que o observador possa reproduzir o comportamento do modelo quando este já não está presente para servir de guia, o padrão de resposta deve ser memorizado e codificado de forma simbólica.
- A imitação imediata não requer muito funcionamento cognitivo, mas a imitação diferida exige a transformação simbólica e a organização dos estímulos de modelação, pelo que a aprendizagem requer desenvolvimento cognitivo.

Reprodução motora

- A quantidade de aprendizagem observacional que uma criança pode exibir depende do nível de competências que a criança atingiu. Estas competências devem ser coordenadas e aperfeiçoadas através de um ajustamento auto-corretivo baseado no feedback do desempenho.

- Sentar-se numa cadeira de dentista a ver o dentista trabalhar com outra pessoa numa cadeira adjacente pode proporcionar uma grande quantidade de aprendizagem observacional sobre como será a experiência.

Reforço e motivação

Quando são fornecidos incentivos positivos, a aprendizagem observacional traduzir-se-á rapidamente em desempenho. Por conseguinte, a influência da modelação sobre o comportamento será enfraquecida em resultado da incapacidade de observar as actividades relevantes.

- **CONDICIONAMENTO CLÁSSICO**

- Esta teoria foi descrita pela primeira vez pelo psicólogo russo **Ivan Pavlov** em 1927.
- Durante os seus estudos sobre os reflexos, descobriu que estímulos aparentemente não associados podiam produzir o comportamento reflexo.
- A experiência clássica de **Pavlov** envolveu a apresentação de comida a um animal esfomeado juntamente com outros estímulos, por exemplo, o toque de uma campainha. Nesta famosa experiência com cães, Pavlov demonstrou que a visão e o cheiro da comida produziam uma resposta incondicional de salivação no animal. De seguida, apresentou a comida juntamente com o toque de uma campainha. O som da campainha é chamado de estímulo neutro porque não produz
não produziu qualquer resposta por si só. Mas os dois eventos ocorrendo juntos também levaram à resposta incondicionada de salivação e, mais tarde, o toque da campainha sozinho provocou a resposta condicionada de salivação.
- O condicionamento clássico funciona, portanto, através de um processo simples de associação de um estímulo a outro. Por esta razão, este modo de aprendizagem é por vezes referido como aprendizagem por associação.

Princípios do condicionamento clássico

- *Aquisição:* Aprender uma nova resposta do ambiente por condicionamento.

- *Generalização:* Quando o processo de condicionamento é evocado por um conjunto de estímulos centrados num estímulo condicionado específico. Por exemplo, uma criança que teve uma experiência dolorosa com um médico de bata branca associará sempre qualquer médico de bata branca à dor.
- *Extinção: A* remoção do comportamento condicionado resulta do facto de a associação entre a resposta condicionada e a resposta incondicionada não ser reforçada. Por exemplo, numa criança medrosa, visitas subsequentes ao médico sem qualquer experiência desagradável resultam na extinção do medo.
- *Discriminação:* É o oposto da generalização. Por exemplo, a associação condicionada de bata branca com dor pode ser facilmente generalizada para qualquer ambiente de consultório. Se a criança for exposta a ambientes clínicos diferentes dos associados a experiências dolorosas, como um consultório dentário, por exemplo, onde não são necessárias injecções dolorosas

a criança aprende a discriminar entre duas clínicas e uma resposta generalizada a qualquer gabinete como um local onde ocorrem coisas dolorosas será extinta.

Aplicação dentária

- Uma criança pequena é exposta a um estímulo inicial, como o som da peça de mão, que produz ansiedade. Trata-se de um reflexo incondicionado. Quando o som da peça de mão foi associado ao dentista, que era o estímulo neutro, produziu novamente um reflexo incondicionado de ansiedade. Mais tarde, quando o dentista foi apresentado sozinho, também produziu uma resposta condicionada de ansiedade. O condicionamento clássico ocorre facilmente com crianças pequenas e tem um impacto considerável sobre elas na primeira visita ao dentista. Na altura em que uma criança é levada ao dentista pela primeira vez, é muito provável que já tenha tido muitas experiências com outros médicos. Quando a criança sente dor, a reação reflexa é o choro e o retraimento. Em termos pavlovianos, a inflição de dor é um estímulo incondicionado. Por exemplo, é invulgar uma criança encontrar pessoas vestidas apenas com uniformes brancos ou batas brancas compridas. Se o estímulo incondicionado do tratamento doloroso vier a ser associado ao estímulo condicionado dos casacos brancos, a criança pode chorar e afastar-se imediatamente à primeira vista de um adulto de casaco branco. Mais tarde, a simples visão do casaco branco é suficiente para produzir o comportamento reflexo inicialmente associado à dor. Se são os indivíduos de bata branca que administram as injecções dolorosas que provocam o choro, a visão de um indivíduo de bata branca pode provocar rapidamente uma explosão de choro.

❖ CONDICIONAMENTO OPERANTE[54]

- Esta foi dada por **BF Skinner** em 1938.
- O condicionamento operante pode ser visto concetualmente como uma extensão significativa do condicionamento clássico. Skinner defende que os comportamentos humanos mais complexos podem ser explicados pelo condicionamento operante. As suas teorias, que menosprezam o papel da determinação consciente do indivíduo a favor de um comportamento determinado inconscientemente, encontraram muita resistência, mas foram notavelmente bem sucedidas na explicação de muitos aspectos do comportamento social, demasiado complicados para serem compreendidos na perspetiva do condicionamento clássico.
- Skinner concluiu que os comportamentos humanos mais complexos podiam ser explicados pelo condicionamento operante. O princípio básico do condicionamento operante é que a consequência de um comportamento em si é um estímulo que pode afetar a resposta comportamental futura. O indivíduo aprende a produzir uma resposta positiva em que as consequências do resultado são fundamentais para provocar a recorrência do estímulo. A resposta do indivíduo é alterada como resultado do reforço da extensão de experiências anteriores.
- O comportamento que actua e controla o ambiente é designado por operante. Sublinha que o reforço é um fator crítico para a aprendizagem e, por conseguinte, para o desenvolvimento da personalidade. A relação entre os operantes e as consequências que se lhes seguem é designada por contingência.

Tipo de condicionamento operante

Reforço positivo: Se uma consequência agradável se segue a uma resposta, a resposta foi reforçada positivamente e o comportamento que levou a essa consequência agradável torna-se mais provável no futuro. Por exemplo, se uma criança receber uma recompensa, como um brinquedo, por se ter comportado bem durante o tratamento, é provável que se comporte bem em futuras visitas ao dentista, uma vez que o seu comportamento foi reforçado positivamente.

Reforço negativo: Envolve a retirada de um estímulo desagradável após uma resposta. Tal como o reforço positivo, o reforço negativo também aumenta a probabilidade de uma resposta no futuro. Por exemplo, uma criança que vai à clínica dentária com uma experiência desagradável pode fazer uma birra para sair da clínica. Se este comportamento (resposta) for bem sucedido, permitindo à criança escapar, o comportamento foi reforçado negativamente e é mais provável que ocorra da próxima vez.

Omissão ou intervalo: Envolve a remoção de um estímulo agradável após uma determinada resposta. Por exemplo, se uma criança que faz uma birra tiver o seu brinquedo favorito retirado durante um curto período de tempo como consequência desse comportamento, a probabilidade de um comportamento incorreto semelhante diminui.

Punição: Quando um estímulo desagradável é apresentado após uma resposta. O castigo é um estímulo desagradável, que também diminui a probabilidade de o comportamento que motivou o castigo ocorrer no futuro. O castigo é eficaz em todas as idades. Resultado da adição de resultados negativos ou da remoção de resultados positivos, enfraquecendo assim a resposta. Por exemplo, a utilização de um ancinho palatino ou de um berço linguístico para corrigir o hábito de empurrar a língua. Uma forma mais suave de castigo que pode ser utilizada em crianças é o "controlo da voz". Consiste em falar com a criança com uma voz firme para chamar a sua atenção, dizer-lhe que o seu comportamento atual é inaceitável e indicar-lhe como se deve comportar.[54]

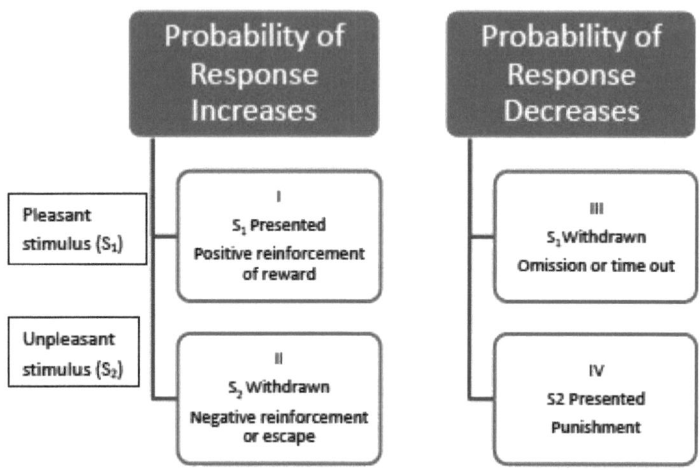

✓ O carácter pluridimensional do desenvolvimento[51]

Desenvolvimento social

Um tratamento teórico bastante legível e interessante deste tópico foi desenvolvido por Tyler (Tyler, 1964), que oferece uma teoria de aprendizagem social que descreve quantas vezes o animal fisiológico se transforma no homem, o humano social.

A socialização das crianças em qualquer cultura envolve dois processos bastante distintos. Um processo envolve o crescimento da criança em direção a um funcionamento independente na cultura. Para a sua própria sobrevivência, os bebés humanos dependem de outros que os vistam, alimentem, nutram e protejam. À medida que as crianças crescem na sua capacidade de cuidar de si próprias, ganham independência social. Esta mudança da dependência funcional para a autonomia funcional compreende um aspeto da socialização. O segundo processo de socialização envolve mudanças na natureza do relacionamento interpessoal da criança. Inicialmente, a criança ignora os seus pares e relaciona-se com os adultos apenas como um recetor.

O adulto socialmente desenvolvido funciona com os seus pares numa série de relações cooperativas de dar e receber e, além disso, é capaz de ser responsável pelo cuidado das crianças.

Entre estes dois estados existe uma progressão de fases adequadas à idade para se relacionar com os outros. Esta sequência progressiva descreve o segundo aspeto da socialização.

Desenvolvimento intelectual

De todos os aspectos do desenvolvimento infantil, nenhum foi medido com tanta precisão ou estudado de forma tão abrangente como o desenvolvimento intelectual. O trabalho básico de Alfred Binet na avaliação da idade mental das crianças, no início do século, forneceu à psicologia a sua orientação teórica básica para a medição mental.

Apesar de terem sido feitas muitas críticas importantes e válidas ao conceito de Q.I., este continua a ser extremamente útil quando utilizado por quem tem conhecimentos sobre as suas limitações e utilização adequada. A familiaridade com a distribuição das pontuações do Q.I. e os seus significados continua a ser importante para aqueles que se interessam pelo desenvolvimento intelectual das crianças.

Desenvolvimento da personalidade

Uma visão tradicional defende que a personalidade de um indivíduo envolve um somatório do seu desenvolvimento físico, social e intelectual. Uma concetualização mais atual é a de que a personalidade de uma pessoa é algo mais do que a soma das suas partes individuais.

Esta parte adicional que serve de cola para todas as outras partes da personalidade é o auto-conceito da pessoa. A maioria das teorias modernas da personalidade incorporou, de alguma forma, a ideia de auto-conceito. Partilham a ideia de que é a visão que a pessoa tem de si própria que constitui o ponto fulcral da sua identidade pessoal.

O auto-conceito de uma pessoa é definido como a soma total de todas as expectativas que a pessoa tem em relação a si própria. Todas as pessoas têm um conjunto de crenças ou expectativas relativamente às suas próprias capacidades e funcionamento. Estas expectativas abrangem todos os domínios de atividade.

Cada um tem expectativas pessoais relativamente ao seu funcionamento atlético, social e académico.

Existem três características básicas sobre as auto-expectativas das pessoas. As expectativas podem ser 1)realistas ou não realistas 2)muito importantes ou muito pouco importantes 3)facilmente ou não facilmente modificáveis. Estas três características das expectativas diferem de pessoa para pessoa e são consideradas o aspeto mais importante da sua personalidade.

São necessários dois conceitos adicionais para compreender a importância do autoconceito e a forma como este afecta a "realidade básica". Estes conceitos são as "previsões auto-realizáveis" e o "locus de controlo". Estes dois conceitos inter-relacionados fornecem os mecanismos subjacentes à forma como o auto-conceito de um indivíduo cria, de facto, a realidade.

Os preditores auto-realizáveis designam um fenómeno em que o que acontece é determinado por qualquer coisa que uma pessoa espera que aconteça. A forma como um placebo funciona é um exemplo. Um medicamento placebo para as dores reduz, de facto, a dor na medida em que a pessoa espera que o comprimido reduza a dor. A maioria dos dentistas está perfeitamente consciente de que as diferentes formas como os pacientes reagem aos procedimentos ditos dolorosos são mais uma função da personalidade do que do seu limiar fisiológico de dor.

O locus de controlo é um conceito da teoria da aprendizagem social. Refere-se à perceção de um indivíduo - consciente ou inconsciente - da relação entre o seu próprio comportamento e o seu ambiente. Algumas pessoas tendem a acreditar que o que lhes acontece está, em grande medida, sob o seu próprio controlo. É o que se designa por "controlo interno". Outras tendem a acreditar que são outras forças do ambiente, fora do seu controlo, que afectam em grande medida o seu mundo. A antecipação de que os acontecimentos ambientais estão fora do nosso controlo é designada por "controlo externo". O locus de controlo é um continuum que vai de um extremo, onde a pessoa acredita que tudo o que lhe acontece é uma função do seu próprio comportamento, até ao outro extremo do continuum, onde a pessoa acredita que nada do que faz influencia as forças ambientais que actuam sobre ela.

- ✓ **O olhar da criança sobre a saúde**[51]

Um sábio médico comentou um dia que era mais importante conhecer a pessoa que tinha a doença do que a doença que a pessoa tinha. Talvez esta afirmação seja exagerada, mas há uma apreciação crescente da imensa importância de compreender a visão que as pessoas têm da sua própria saúde.

Antes de considerar a informação mais específica sobre as crenças das crianças acerca dos acontecimentos médicos, é necessário compreender claramente que as crianças diferem de indivíduo para indivíduo, tal como os adultos. É por isso que os indivíduos diferem em crenças, conhecimentos e superstições sobre o corpo e, porque é útil estar ciente dessas diferenças, considera-se que vale a pena entrevistar cuidadosamente os doentes sobre as suas crenças relativamente a qualquer aspeto do seu estado físico a ser diagnosticado ou tratado. Perguntar aos doentes o que pensam que lhes está a acontecer, porque é que está a acontecer e o que pensam que vai ajudar ou dificultar a condição fornece material e dados clínicos ricos.

As crenças das crianças pequenas consistem normalmente numa mistura de magia, religião primitiva e ditames parentais. Demasiadas vezes, os adultos, no seu zelo de educar as crianças para a vantagem de comportamentos justos ou saudáveis, insinuam que o desvio das expectativas dos adultos relativamente aos seus comportamentos resultará numa retribuição divina ou terrena. Uma doença é então explicada às crianças como um castigo pela sua maldade. Devido à crença de que serão magicamente punidas pela transgressão, as crianças sofrem frequentemente de culpa, o que provoca a doença. Tudo isto faz com que as crianças tenham ideias e expectativas não expressas relativamente à sua saúde.

Outro aspeto do pensamento das crianças que certamente afecta a sua reação aos profissionais de saúde envolve um fenómeno de sobregeneralização. Para as crianças que não têm experiências suficientes para permitir distinções importantes, todas as pessoas vestidas de branco são muitas vezes vistas como membros do mesmo grupo de medo. Uma experiência desagradável ou dolorosa num hospital pode fazer com que uma criança tenha medo de uma empregada de mesa vestida de branco.

Esta sobregeneralização específica das crianças é tão bem conhecida que há muito que foram concebidas técnicas para lidar com ela. A utilização de vestuário e de gabinetes não brancos tem sido prescrita para reduzir a ansiedade das crianças. Visitas de estabelecimento de relações agradáveis antes de qualquer experiência potencialmente dolorosa ou geradora de ansiedade podem ser utilizadas para estabelecer uma relação positiva entre a criança e o médico. Estas técnicas destinam-se a contrariar a tendência da criança para generalizar excessivamente a partir de estranhos médicos e de experiências assustadoras.

A sugestão mais prática e imediatamente adotável é a que envolve a condução de uma discussão descontraída com as crianças, destinada a obter as suas crenças individuais sobre a sua saúde. Nenhuma outra técnica é considerada tão útil como um complemento às capacidades de diagnóstico e tratamento do dentista.

- ✓ **Avaliação do desenvolvimento da criança**

O desenvolvimento das crianças é avaliado através da determinação do seu nível de funcionamento numa série de áreas cruciais, uma vez que o desenvolvimento não é um traço unitário, mas multidimensional. Por conseguinte, quanto maior for o número de dimensões relevantes sobre as quais se dispõe de dados, melhor se conhece o desenvolvimento de uma criança e, por conseguinte, melhor se pode trabalhar com ela.

O objetivo desta avaliação é indicar como se podem obter dados básicos sobre o desenvolvimento de forma prática. Existem dois métodos básicos que requerem uma quantidade mínima de tempo e despesas. Ambos oferecem informação que pode ser pertinente e útil para o dentista que gosta de apreciar os princípios básicos do desenvolvimento da criança. A primeira técnica envolve a obtenção de informações de outros profissionais ou agências que trabalharam com a criança. A segunda técnica envolve a realização de um rastreio no consultório das principais áreas do desenvolvimento da criança.

São vários os profissionais que avaliam as crianças no âmbito dos serviços que prestam às crianças e às suas famílias. Os médicos avaliam e registam uma série de aspectos dos seus pacientes infantis.

O médico da criança é normalmente consultado para obter informações sobre a medicação atual, um historial de reacções alérgicas e, de um modo geral, informações sobre quaisquer problemas físicos, mentais ou sociais. Por fim, pergunta-se ao médico se a criança foi observada por outros profissionais, para que possam ser solicitadas informações a outros profissionais, caso sejam consideradas relevantes. Uma simples lista de verificação com espaço para comentários ou informações adicionais é o mais conveniente para o médico e fornece um formulário de relatório padrão para o dentista requerente.

Questionário de autoavaliação[51]

A primeira técnica consiste num questionário que o(s) próprio(s) pai(s) preenche(m). Existe uma grande variedade de questionários com conteúdos diferentes. O mais útil de entre eles tem as seguintes características 1) está redigido numa linguagem simples e não técnica. 2) as perguntas são concebidas de forma a inquirir apenas os factos tipicamente conhecidos pelas mães 3) sempre que possível, o formulário deve exigir apenas uma resposta com um sinal de visto.

O segundo método de obtenção de dados da mãe no consultório é muito mais preciso e gera normas de idade de desenvolvimento para a criança em cinco grandes áreas de desenvolvimento. Este método implica que um funcionário do consultório entreviste a mãe sobre as capacidades de desenvolvimento da criança. O ***perfil de desenvolvimento*** (Alpern e Boll, 1972) é um dos instrumentos mais fáceis e mais apropriados para utilização no consultório dentário. A entrevista estruturada fornece, em 20 a 40 minutos, pontuações de idade de desenvolvimento nas áreas de competências físicas, de autoajuda, sociais, académicas e de comunicação, bem como uma pontuação de equivalência de Q.I. Se for necessária informação apenas numa das áreas de desenvolvimento, esta pode ser obtida em menos de 10 minutos. Este manual de teste oferece instruções passo a passo que são facilmente seguidas por qualquer pessoal de escritório competente.

4) MODIFICAÇÕES DE COMPORTAMENTO ANTES DA CONSULTA[53]

Tendo em conta o facto de algumas crianças nem sempre se adaptarem aos planos que lhes são destinados, pode ser útil conhecer algumas das influências sobre o seu comportamento cooperativo.

- **A UNIDADE FAMILIAR**

No que diz respeito ao contágio do comportamento (termo utilizado por Wolking [1963]), Lenchner afirma que a herança de atitudes e padrões de comportamento de um pai, irmão ou colega é tão comum como contrair sarampo de um membro da família ou de amigos. As crianças são receptivas e, portanto, susceptíveis de imitar os modelos do seu ambiente. Infelizmente, as experiências e atitudes de muitos modelos em relação aos dentistas e à medicina dentária não têm sido tão aceitáveis ou agradáveis como os profissionais gostariam. Os medos e ansiedades desses modelos resultaram na transmissão de atitudes semelhantes, moldando assim atitudes de comportamento não cooperativo em futuros pacientes de pedodontia. Provavelmente, o efeito mais prejudicial sobre as atitudes das crianças é o uso da odontologia como uma ameaça. Em alguns lares, ela é usada para impor um comportamento aceitável, resultando em atitudes negativas em relação aos dentistas e aos cuidados dentários.

- **DESENVOLVIMENTO E PERSONALIDADE**

Uma investigação interessante realizada por Venham, Murray e Gaulin-Kremer (1979b) forneceu uma visão mais aprofundada dos factores que afectam as respostas das crianças ao stress dentário. No seu estudo, 26 crianças, com idades entre os 3 e os 5 anos, sem experiência dentária, participaram numa série de visitas dentárias sequenciais. O comportamento das crianças foi avaliado clinicamente e a frequência cardíaca foi registada. Foram recolhidos dados sobre o desenvolvimento, a personalidade e a educação das crianças através de questionários e de uma bateria de testes de desenvolvimento e psicológicos. Os investigadores apoiam fortemente a noção de que o jovem paciente traz para a experiência dentária inicial características internas que podem facilitar ou retardar a adaptação ao sofrimento.

Thomas e colaboradores concluíram que existem três tipos gerais de temperamento. Um tipo é caracterizado pela positividade do humor. Estas crianças mostram sinais de regularidade nas funções corporais, reacções de intensidade baixa ou moderada, adaptabilidade e uma abordagem positiva em vez de se retraírem perante novas situações. Outro grupo de características descreve as "crianças difíceis" (aquelas com funções corporais irregulares, reacções intensas, tendência para se retraírem perante novos estímulos e lentidão na adaptação a mudanças no ambiente). Caracteristicamente, têm um baixo nível de atividade, tendem a retrair-se na sua primeira exposição a novos estímulos, são lentas a adaptar-se e têm um humor algo negativo, e respondem com baixa intensidade.

- **EXPERIÊNCIAS DE APRENDIZAGEM FORMAL**

Brauer (1964) observou que "a criança que frequenta o infantário adaptar-se-á mais facilmente aos procedimentos dentários do que a criança média que não frequenta o infantário". Os investigadores têm questionado os hábitos de brincadeira das crianças e a sua inscrição em situações formais de aprendizagem, tais como creches, campos de férias e grupos de aulas. Relacionaram essas experiências com o comportamento das crianças para determinar se eram úteis para reacções positivas no consultório dentário. Não foi encontrada qualquer relação entre estas experiências e o comportamento cooperativo no ambiente dentário para apoiar as observações de Brauer.

Apesar dos resultados destes estudos, as crianças do infantário foram reconhecidas como possuindo maior auto-confiança e controlo emocional. Por essa razão, é lógico esperar que as crianças que frequentam o infantário ou outras situações de aprendizagem formal sejam potencialmente melhores pacientes dentários.

- **HISTORIAL MÉDICO**

Há um consenso geral de que as crianças que encaram as experiências médicas de forma positiva têm maior probabilidade de cooperar com o dentista. Assim, quando se estudam as experiências médicas de uma criança, é a qualidade emocional das visitas passadas, e não o número de visitas ao médico, que é significativo. Da mesma forma, se um paciente de pediatria vê o médico de forma positiva, então é provável que a criança tenha menos apreensão quando visita o dentista.

Alguns dentistas observaram que a cooperação do paciente se deteriora após a hospitalização. O inverso também é possível. Se uma criança hospitalizada for de um nível socioeconómico baixo, é bem possível que um ambiente com uma abundância de brinquedos e salas de jogos proporcione à criança uma visita hospitalar agradável. Além disso, devem ser considerados outros factores, como a experiência no bloco operatório e a política de alojamento do hospital.

- **MODELAÇÃO AUDIOVISUAL**

A modelação ou imitação é a técnica utilizada nos meios audiovisuais para a modificação do comportamento antes da consulta. O objetivo é que o paciente reproduza o comportamento exibido por um modelo (Bandura, 1967). No consultório dentário, a criança vê um filme ou uma cassete de vídeo antes do ensaio ou talvez numa visita anterior. A apresentação explica em termos que a criança pode compreender o equipamento dentário e os procedimentos a efetuar. A modelação audiovisual tem várias vantagens para o dentista. Uma vez que se trata de uma apresentação "enlatada", nada se insinua inadvertidamente na apresentação que possa influenciar negativamente a criança. É também eficiente do ponto de vista da gestão da clínica.

- **MODELAÇÃO DE DOENTES**

Os modelos de pacientes são geralmente de três tipos: irmãos, outras crianças ou pais. Se os higienistas dentários estiverem empregados num consultório, devem estar cientes dos benefícios da modelagem. Uma família inteira de crianças pode ser trazida para o consultório de uma só vez e algumas podem envolver-se no procedimento. Se esta for a política do consultório, tem de ser claramente compreendida por todo o pessoal do consultório.

Os méritos dos procedimentos de modelagem, usando modelos audiovisuais ou ao vivo, são reconhecidos como (1) estimulação de novos comportamentos, (2) facilitação do comportamento de uma forma ou tempo mais apropriado, (3) desinibição de comportamentos inadequados devido ao medo e (4) extinção de medos. Estes procedimentos oferecem ao dentista algumas formas interessantes de modificar o comportamento das crianças antes das suas consultas dentárias.

- **CORRESPONDÊNCIA PRÉ-NOMEAÇÃO**

O contacto com os pais de uma criança antes da primeira consulta dentária pode diminuir algumas preocupações. O contacto prévio pode fornecer indicações para preparar o doente infantil para uma primeira visita ao dentista e, por conseguinte, aumentar a probabilidade de uma primeira consulta bem sucedida. A sequência geral de acontecimentos em muitos consultórios dentários é a seguinte: (1) os pais telefonam para marcar uma consulta para a criança, (2) a consulta é marcada para uma data posterior à da consulta.

futuro, e (3) o pai é contactado por telefone para o lembrar na véspera da consulta dentária.

O dentista que utiliza o correio antes da consulta deve ser seletivo. Estas incluem questionários prévios à consulta, informações sobre a sociedade dentária, folhetos, folhetos comerciais e até livros de banda desenhada dentária. Um grande número de mailings pode causar demasiada agitação na primeira visita ao dentista. O resultado pode ser uma inversão da atitude dos pais, uma vez que o excesso de preparação pode confundir os pais ou provocar ansiedade. Assim, o efeito final de algumas destas abordagens pode, de facto, ser oposto à intenção original. Uma carta simples de pré-marcação dá as boas-vindas ao paciente, explica o procedimento básico da primeira consulta e, de um modo geral, declara a filosofia de bons cuidados de saúde dentária. Isto é suficiente e será bem aceite pela maioria dos pais.

- **MARCAÇÕES INTRODUTÓRIAS**

Os investigadores dividiram os sujeitos em três grupos: os que (1) não tiveram qualquer experiência pré-consulta, (2) uma visita da mãe e da criança à sala de receção uma semana antes do exame dentário, e outros (3) uma visita à sala de receção seguida de separação da mãe e da criança, em que a criança visualizou uma cassete de vídeo e discutiu com os pais.

Os estudos que investigam o valor da consulta preparatória diferem em termos de pessoal e de condições. Este facto dificulta a avaliação. Além disso, é perigoso generalizar os resultados devido ao pequeno número de sujeitos nos estudos e às investigações limitadas sobre este tema. Pode haver ou não algum mérito numa consulta preparatória para a criança e o pai. O procedimento tem provavelmente um efeito favorável nas relações públicas, que tem de ser equilibrado com considerações práticas. O clínico que está a iniciar uma prática dentária, sem um horário diário completo, pode querer considerar tentar esta técnica de modificação de comportamento.[53]

5) REACÇÕES DAS CRIANÇAS À EXPERIÊNCIA DENTÁRIA

Existem muitos factores que influenciam a atitude de uma criança em relação à medicina dentária e o seu comportamento no ambiente dentário. Algumas das variáveis que influenciam as suas reacções à experiência dentária são:

Fobia dentária: *Representa um tipo grave de ansiedade dentária e caracteriza-se por uma ansiedade acentuada e persistente em relação a situações/objectos claramente discerníveis (por exemplo, perfuração, injecções) ou à situação dentária em geral.*[42]

Uma fobia é um medo irracional de um objeto/situação que normalmente não incomodaria a maioria das pessoas, ou pode ser um medo persistente, irrealista e intenso de um estímulo específico, que leva a evitar o perigo percebido. Este evitamento causa frequentemente uma angústia significativa ou interfere com as funções sociais. Uma fobia pode ser uma fobia social ou uma fobia específica; uma fobia social pode ser um medo de ser observado a fazer algo humilhante ou embaraçoso, por exemplo, num consultório dentário, um medo de vomitar em resultado de engasgamento excessivo e uma fobia específica é um medo associado a um determinado objeto ou situação.

De acordo com o DSM-IV, a fobia dentária (outros sinónimos incluem odontofobia, dentofobia ou fobia do dentista) é uma das fobias específicas.

Ivanovcategorizou as fobias dentárias neuróticas em:

 Fobia simples - O medo sentido é causado pela máquina ou pelo dentista

 Fobia Complexa - O medo é induzido por toda a cirurgia dentária (cadeira dentária, máquina e o dentista); isto pode evoluir para uma perturbação de pânico.

 Crise fóbica - O gatilho pode ser um objeto, um pensamento, uma imagem ou qualquer outro estímulo que pode levar a uma focalização intensa da subconsciência e desencadear uma forte reação de medo que pode escalar para o pânico e é acompanhada de suores, palpitações, desmaios, etc.[42]

Os critérios de diagnóstico da fobia específica incluem

 Um medo acentuado e persistente de um objeto ou situação específica que é excessivo ou irracional

 Uma resposta imediata de ansiedade após a exposição ao estímulo temido, que pode assumir a forma de um ataque de pânico

 Reconhecimento de que o medo é excessivo ou irracional

 Evitar a situação geradora de ansiedade

 A fobia interfere com o funcionamento normal ou causa grande angústia

Factores envolvidos na fobia dentária[42]

 Factores Gerais-inclui ansiedade, culpa, vergonha, embaraço e perda de autoestima. Isto também pode incluir o medo de deixar alguém ver os seus dentes ou medo da reação do dentista sobre o estado dos seus dentes. Muitas vezes, é o embaraço que constitui a principal preocupação, provavelmente porque a pessoa pode sentir-se consciente do aspeto dos seus dentes. A boca é uma parte íntima do corpo e as pessoas sentem-se embaraçadas por deixarem um estranho olhar para os seus dentes. Na fobia dentária, existe um "ciclo vicioso" em que o dentista dá uma palestra e deixa alguém observar a boca do doente, o que leva a que este a evite, o que, por fim, significa que não tem acesso a cuidados dentários profissionais, o que resulta numa saúde oral deficiente e, por vezes, na total evitação do dentista, mesmo em alturas de dor excruciante.

 Fobia **geral de agulhas-** A fobia de agulhas ou "belenofobia" pode ser tão grave nalguns casos que é necessário tratar o doente sob sedação. No entanto, com a medicina moderna, a questão da fobia de agulhas está a aumentar a um ritmo alarmante. Lamb, em 2006, classificou quatro categorias possíveis de fobia de agulhas: vaso-vagal, associativa, resistiva e hiperalgésica.

 Dental Needle Phobia- 'é irónico que o procedimento que permite aos pacientes serem tratados virtualmente sem dor seja aquele que muitas vezes mais temem'Milgrom acrescentou que, uma vez estabelecida a consulta inicial, deve ter-se em atenção as preocupações do paciente com a agulha, quer isoladamente, quer quando combinadas com outros factores específicos ou gerais.

 Reacções adversas aos anestésicos locais - incluem reacções alérgicas, reacções tóxicas sistémicas, efeitos psicogénicos ou interacções medicamentosas. Rotineiramente, os efeitos adversos que se seguem a uma injeção dentária devem-se a manifestações somáticas de medo e fobia e incluem náuseas, suores, palidez, tremores e até desmaios. Neste caso, deve salientar-se que não se trata de uma alergia e que não há necessidade de alterar o agente anestésico.

□ **Fobia de sangue** - pode ser provocada pela visão do próprio sangue ou por imagens de sangue; e num contexto dentário, é mais provável que resulte em ansiedade durante os procedimentos de remoção de dentes. A fobia de sangue é diferente das outras fobias de procedimentos específicos, sendo a reação típica uma queda da tensão arterial e do ritmo cardíaco acompanhada de desmaio. Existe ainda um grau de resposta defensiva reflexiva que serve para reduzir a perda de sangue e também para causar imobilidade numa eventualidade de lesão. Para além disso, a abordagem habitual a fobias específicas, seja a dessensibilização ou quaisquer outras técnicas baseadas no relaxamento, são bastante úteis.

Modelo de aquisição de fobia

A fobia dentária pode ser o resultado de uma associação aprendida entre a dor e a medicina dentária; e podem ser necessárias múltiplas exposições a experiências traumáticas para o desenvolvimento de uma fobia. O condicionamento clássico ou de Pavlov ainda é amplamente aceite como uma causa significativa de fobia. Por exemplo, CS: procedimento dentário em cirurgia dentária (sem medo da criança e sem experiência dolorosa anterior); US: experiência dolorosa com o procedimento e UR: resposta de medo. A exposição repetida à CS leva à CR (o procedimento dentário leva a uma resposta de medo).

□ **Modelação** - a fobia desenvolve-se através da observação da resposta de medo de outro indivíduo a um objeto/situação, especialmente se o indivíduo for um membro da família; e muitas vezes, os familiares de doentes com ansiedade dentária tinham eles próprios atitudes mais negativas em relação à medicina dentária.

□ **Cognições** - ideias, pensamentos e crenças podem desenvolver-se e podem ser a única etiologia da fobia. Algumas histórias de ouvir dizer sobre tratamentos dentários ou procedimentos semelhantes mostrados na televisão levam ao desenvolvimento da fobia.

□ **Diferenças biológicas** - algumas pessoas acreditam que têm limiares de dor mais baixos (possivelmente devido a diferenças biológicas)

 Expectativa - a ansiedade e a expetativa afectam a tolerância e o limiar da dor

 Incerteza - pode por vezes levar e provocar a transformação fóbica.[42]

Medo (Dicionário Médico Dorland): O estado emocional desagradável que consiste em respostas psicológicas e psicofisiológicas a uma ameaça ou perigo externo real, incluindo agitação, alerta, tensão e mobilização da reação de alarme. [49]

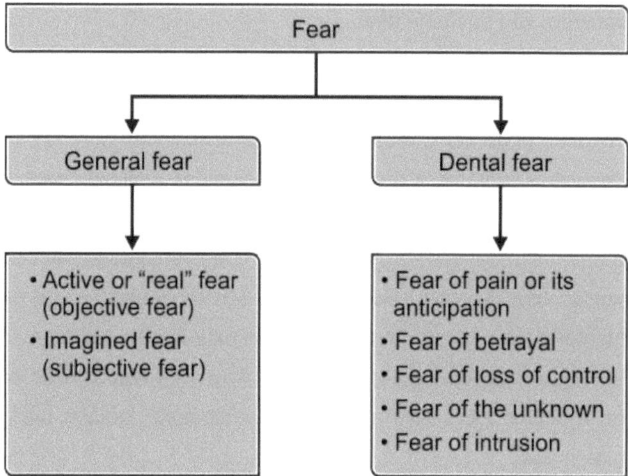

- **Medo objetivo ou medo "real**

- Os medos objectivos são aqueles que são produzidos por uma estimulação física direta dos órgãos dos sentidos e não têm geralmente origem parental.

- Os medos objectivos são respostas a estímulos que são sentidos, vistos, ouvidos, cheirados ou provados, e que são de natureza desagradável ou desagradável.

- Uma criança que tenha tido um contacto anterior com um dentista e que tenha sido tão mal tratada que lhe tenha sido infligida dor indevida e desnecessária, desenvolve necessariamente um medo de futuros tratamentos dentários. É difícil fazer com que uma criança tão magoada volte ao dentista por sua própria vontade. Quando é induzida a regressar, o dentista deve

aperceber-se do seu estado emocional e proceder lentamente para restabelecer a confiança da criança no dentista e no tratamento dentário.
- Uma criança que tenha sido mal tratada ou sujeita a dores intensas num hospital por pessoas com uniformes brancos pode desenvolver um medo intenso de uniformes semelhantes em dentistas ou higienistas dentários.
- Até mesmo o cheiro caraterístico de certas drogas ou produtos químicos, anteriormente associado a algo desagradável, pode despertar um medo injustificado.
- O medo também diminui o limiar da dor, pelo que qualquer dor produzida durante o tratamento dentário é ampliada e provoca ainda mais apreensão.

- **Medo subjetivo ou "medo imaginado"**

- Os medos subjectivos são aqueles que se baseiam em sentimentos e atitudes que foram sugeridos à criança por outras pessoas a seu respeito, sem que a criança tenha tido essa experiência pessoalmente.
- A criança jovem e inexperiente, ao ouvir falar de alguma situação desagradável ou dolorosa vivida por alguém, desenvolve logo o medo dessa experiência. A imagem mental que produz o medo é retida na mente da criança e, com a imaginação vívida da infância, torna-se ampliada e formidável. Uma criança que ouve dos pais ou dos colegas de brincadeira o suposto terror do consultório dentário, depressa o aceita como real e como algo a evitar, se possível.

- **Shoben** e **Borland** relataram que o medo da medicina dentária nos adultos baseava-se mais no que ouviam dos pais sobre a medicina dentária do que em qualquer outra coisa. Tanto nas crianças como nos adultos, o maior produtor de medo é ouvir experiências desagradáveis no consultório dentário dos pais ou amigos.

- A influência dos pais é uma das mais importantes na atitude da criança em relação à medicina dentária. É imperativo que os pais informem os seus filhos sobre o que esperar no dentista.

consultório dentário. A criança deve familiarizar-se, de uma forma geral, com os procedimentos que serão efectuados e com o aspeto e a descrição do equipamento do consultório
antes da primeira consulta dentária.

Os medos sugestivos podem ser adquiridos por imitação. Uma criança que observa o medo nos outros pode rapidamente adquirir um medo do mesmo objeto ou acontecimento tão real e genuíno como o observado
pela criança nos outros. Isto é especialmente verdadeiro se o medo for observado nos pais. As crianças identificam-se frequentemente com os pais. Se os pais demonstram medo, a criança tem medo.

- Os medos imitativos podem ser transmitidos de forma subtil e podem ser manifestados pelos pais e adquiridos pela criança sem que ambos se apercebam disso. São geralmente medos recorrentes e, por isso, mais enraizados e difíceis de erradicar.

- **Medo dos dentes**

Existem cinco factores que são importantes na etiologia e perpetuação do medo dentário:

1. Medo da dor ou da sua antecipação

- A ligação entre a dor real ou mal interpretada, ou a antecipação da dor, e o medo dentário está bem estabelecida. Infelizmente, o desconforto e, por vezes, a dor podem continuar a ser uma caraterística do tratamento dentário atual, por mais cuidadosos que sejamos na tentativa de assegurar uma analgesia adequada.
- O outro problema é o facto de os indivíduos, especialmente as crianças, verem os seus sentimentos de dor negados. É frequente vermos crianças que relatam que disseram que estavam a sentir dor, mas o dentista ignorou-as e continuou. Por isso, é muito importante que os dentistas reconheçam e abordem os sintomas de dor das crianças.
- Uma explicação muito básica, adequada a crianças a partir dos cinco anos, é a seguinte. Há muitos tipos diferentes de fios telefónicos, chamados nervos,

que vão da boca ao cérebro (toque nas partes do corpo adequadas). Alguns deles transmitem mensagens de "ai!" e outros transmitem mensagens sobre o tato (demonstrar) e sobre o calor e o frio. A poção do sono faz com que as mensagens de "ai" deixem de ser enviadas, mas não as mensagens de toque e de calor e frio. Assim, continuarás a saber que estou a tocar no dente e continuarás a sentir o frio da água. Se estiveres convencido de que vai doer, vai doer. Isto acontece porque se eu fizer com que os nervos do "ai" adormeçam e eu lhe tocar, é enviada uma mensagem de toque. Mas o teu cérebro está à procura de mensagens de "ai" e diz para si próprio: "Vem aí uma mensagem. Deve ser uma mensagem de "ai": Por isso, faz-se "ai" e dói, mas tudo o que eu fiz foi tocar-lhe.

2. Medo de traição

- A confiança também pode ser aprendida diretamente através do comportamento dos pais, dos colegas, etc., ou indiretamente através de declarações de outras pessoas ou da observação do comportamento.
- Por conseguinte, é teoricamente possível que as crianças aprendam a confiar ou a desconfiar do pessoal dentário através dos seus pais, antes de terem qualquer contacto direto com essa pessoa (aprendizagem vicariante).
- As provas de investigação disponíveis em adultos sugerem que a confiança no dentista é um fator importante no medo dentário.

3. Medo de perder o controlo

- As crianças estão habituadas a ser cuidadas ou controladas pelos pais. No entanto, têm uma noção inata da fronteira que define o controlo social do controlo pessoal. Oferecer abertamente às crianças a oportunidade de fazerem perguntas aumenta o seu controlo sobre a informação obtida, proporcionando assim o controlo das decisões.
- Deixar uma criança de quatro anos escolher qual o dente a polir primeiro (e não se tem ou não o polimento) dá-lhe um grau de controlo adequado. As crianças de seis anos são capazes de decidir se querem ou não um anestésico local para uma determinada restauração, mas não

se quer ou não fazer a restauração. As crianças de 10 anos podem solicitar que o tratamento fácil seja concluído numa determinada consulta porque têm exames a seguir ou não se sentem bem, oferecendo assim controlo sobre o estímulo nocivo.

4. Medo do desconhecido

- Aos olhos de qualquer pessoa, uma visita ao dentista pode ser classificada como uma situação potencialmente ameaçadora.
- Os comentários "úteis" da mãe, como "Não vai doer", mesmo antes de um exame, vão suscitar na mente da criança a possibilidade de ser magoada.
- No entanto, é importante fornecer informações exactas sobre o possível desconforto imediatamente antes do evento. É preciso ter muito cuidado para não fornecer essas informações com muita antecedência, pois isso só pode servir para aumentar o medo do desconhecido e a antecipação da dor. Quanto pior for a qualidade e a quantidade de informação fornecida pelo dentista sobre a situação, mais importante se torna a desinformação de terceiros.
- O fornecimento de um nível de informação adequado ao desenvolvimento não só reduzirá o medo do desconhecido, mas também promoverá um sentido de controlo, tal como descrito acima. A forma mais comum de um dentista fornecer informações é a técnica de "dizer, mostrar e fazer".

5. Medo de intrusão

- A maior parte dos procedimentos dentários, se não todos, são invasivos.
- A intrusão envolve a invasão do espaço pessoal do doente e de uma cavidade corporal; a boca. A invasão do espaço pessoal do doente é algo que os profissionais tomam por garantido. Estes encaram-no como parte do seu papel de cuidador, mesmo que os doentes não gostem intensamente do procedimento. Algumas crianças consideram esta invasão do espaço pessoal muito ameaçadora.
- Pode provocar o retraimento das crianças mais pequenas e comentários, geralmente de crianças mais velhas, como: "Não gosto de pensar que essa coisa está a esguichar para dentro do meu dente.

PADRÕES EMOCIONAIS RELACIONADOS COM O MEDO[49]

- ✓ **Timidez**

- É uma forma de medo caracterizada pelo retraimento do contacto com outras pessoas estranhas e desconhecidas.

- É sempre despertado por pessoas, nunca por objectos, animais ou situações.

- A timidez na presença de estranhos é tão comum nesta faixa etária que é frequentemente designada por "idade estranha" ou "período de medo infantil". A razão para este período de medo é que, aos seis meses, os bebés são intelectualmente maduros o suficiente para reconhecer a diferença entre pessoas familiares e não familiares, mas não são suficientemente maduros para reconhecer que a sua falta de familiaridade não constitui uma ameaça.

- No entanto, se a timidez for extremamente intensa e frequente, pode levar a uma timidez generalizada que afecta as relações sociais da criança muito depois do fim da infância. Assim, a criança tornam-se "crianças tímidas".

- ✓ **Embaraço**

- Tal como a timidez, o embaraço é uma reação de medo a pessoas e não a objectos ou situações.

- Difere da timidez na medida em que não é provocada por estranhos ou por pessoas conhecidas em roupas ou papéis que não lhe são familiares, mas sim pela incerteza quanto à forma como as pessoas nos vão julgar e o comportamento de cada um.

- Trata-se, portanto, de um estado de angústia consciente de si próprio.

- Normalmente não está presente numa criança com menos de 5 ou 6 anos de idade. À medida que as crianças crescem, o embaraço aumenta devido a recordações de experiências em que o seu comportamento caiu abaixo das expectativas sociais. Isto tende a exagerar o seu medo de como os outros o irão julgar no futuro.

✓ **Preocupação**

- A preocupação é normalmente descrita como um "medo imaginário" ou um "problema emprestado".
- Ao contrário do medo real, este não é provocado diretamente por um estímulo do ambiente, mas é um produto da mente da criança. Provém da imaginação de situações perigosas que
pode surgir.
- As preocupações mais comuns centram-se em casa, nas relações familiares e entre pares e nos problemas escolares, sendo que estes últimos se tornam mais proeminentes à medida que as crianças progridem na escola.

✓ **Ansiedade**

- A ansiedade é um estado mental de inquietação relativamente a um mal iminente ou antecipado.
- É marcada por apreensão, inquietação e pressentimento dos quais o indivíduo não consegue escapar; é acompanhada por um sentimento de impotência porque a pessoa ansiosa se sente bloqueada, incapaz de encontrar uma solução para os problemas. O estado mental de inquietação caraterístico da ansiedade pode, com o tempo, transformar-se numa ansiedade "flutuante" generalizada, na qual as crianças experimentam um ligeiro estado de medo em qualquer situação que seja percebida como uma ameaça potencial.

A visita ao dentista induz algum grau de apreensão, ou ansiedade, em quase todas as crianças. Isto é particularmente verdade no caso da criança em idade pré-escolar, que pode sentir não só medo de possíveis dores ou lesões e medo do desconhecido, mas também medo de se separar dos pais. O dentista que trata de crianças deve ter em conta que a ansiedade é uma reação normal e que é efetivamente necessária em muitas situações para manter a segurança do indivíduo. Assim, a criança que tem medo de um colega de brincadeira demasiado agressivo apresenta um comportamento normal, enquanto a criança que não mostra qualquer apreensão nesta situação pode ser considerada anormal.

As crianças respondem a situações stressantes através do coping. O coping inclui os processos mentais e emocionais de um indivíduo e as suas respostas comportamentais externas, e pode ser estimulado por eventos externos ou conflitos internos. O comportamento externo, no entanto, é a única resposta que os dentistas podem observar e que normalmente pode ser avaliada.

Uma criança pode reagir a uma consulta dentária dominando a atividade, aquiescendo passivamente ou rejeitando a situação. Não é a ansiedade de uma criança em si, mas a forma como ela lida com os seus medos, que determina o tipo de paciente dentário que ela será.

Avaliação psicométrica do medo e da ansiedade dentária[49]

Frankl *et al.* (1962) desenvolveram uma escala de avaliação do comportamento no seu estudo que tinha como objetivo avaliar a presença dos pais no consultório dentário. Desde então, tornou-se habitual a sua utilização em odontopediatria. A escala de Frankl é habitualmente utilizada pelos investigadores para estudar o comportamento da criança face a diferentes variáveis. Além disso, foi feita uma comparação entre a escala de Frankl e outras escalas de comportamento. A escala de Frankl categoriza o comportamento da criança na clínica dentária em 4 categorias, começando pela classificação 1 (definitivamente negativo) até à classificação 4 (definitivamente positivo).

- **TESTE DE IMAGEM DE VENHAM (Figura 4)**

- Esta escala é constituída por uma série de oito desenhos emparelhados de uma criança .
- Cada par é composto por uma criança numa pose sem medo e numa pose com medo (por exemplo, fugir).
- Pede-se ao inquirido que indique, para cada par, qual a imagem que melhor reflecte os seus sentimentos no momento.
- As pontuações são determinadas pela soma do número de instâncias em que a criança selecciona o estímulo de medo elevado.

- **ESCALA DE ANSIEDADE DE VENHAM**

- **Venham et al.** (1980) desenvolveram duas escalas para avaliar a resposta da criança ao tratamento dentário, uma escala de avaliação da ansiedade e uma escala de avaliação do comportamento não cooperativo.
- Cada uma é uma escala de seis pontos, com pontos de escala ancorados em comportamentos objectivos, específicos e facilmente observáveis.
- Este é um dos indicadores mais fiáveis da ansiedade observada e tem sido utilizado predominantemente em protocolos de avaliação da ansiedade.

Escala de avaliação da ansiedade

0. Descontraído, sorridente, disposto e capaz de conversar.
1. Inquieto, preocupado. Durante um procedimento stressante, pode protestar brevemente e em silêncio para indicar desconforto. As mãos permanecem em baixo ou parcialmente levantadas para indicar desconforto. A criança está disposta e é capaz de interpretar a experiência conforme solicitado. Expressão facial tensa, pode ter lágrimas nos olhos.
2. A criança parece assustada. O tom de voz, as perguntas e as respostas reflectem ansiedade. Durante um procedimento stressante, protesto verbal, choro (silencioso), mãos tensas e levantadas (sem interferir muito - pode tocar na mão ou no instrumento do dentista, mas não o puxa). Criança interpreta a situação com razoável exatidão e continua a trabalhar para lidar com a sua ansiedade.
3. Mostra relutância em entrar na situação, dificuldade em avaliar corretamente a ameaça situacional. Protesto verbal pronunciado, choro. Usar as mãos para tentar parar o procedimento. Protesto desproporcionado em relação à ameaça. Enfrenta a situação com grande relutância.
4. A ansiedade interfere com a capacidade de avaliar a situação. Choro generalizado não relacionado com o tratamento. Movimento corporal mais proeminente. A criança pode ser contactada através de comunicação verbal e, eventualmente, com relutância e grande esforço, começa a trabalho de lidar com a ameaça.
5. A criança está fora de contacto com a realidade da ameaça. Choro alto e generalizado, incapaz de ouvir a comunicação verbal, não faz qualquer

esforço para lidar com a ameaça. Envolvida ativamente no comportamento de fuga. Necessidade de contenção física.

Escala de avaliação do comportamento

0. Cooperação total, melhores condições de trabalho possíveis, sem choros ou protestos físicos.
1. Protesto verbal ligeiro e suave ou choro (silencioso) como sinal de desconforto, mas que não impede o progresso. Comportamento adequado ao procedimento, ou seja, ligeiro arranque aquando da injeção, "ow" durante a perfuração se estiver a doer, etc.
2. Protesto mais proeminente. Choro e sinais com as mãos. Pode mover a cabeça, dificultando a administração do tratamento. Protesto mais perturbador e incómodo. No entanto, a criança continua a obedecer ao pedido de cooperação.
3. O protesto representa um problema real para o dentista. Cumpre as exigências com relutância, exigindo um esforço extra do dentista. Movimento do corpo.
4. O protesto perturba o procedimento, requer que toda a atenção do dentista seja direccionada para o comportamento da criança. A obediência acaba por ser conseguida após um esforço considerável do dentista, mas sem muita contenção física efectiva. (Pode ser necessário segurar as mãos da criança ou algo do género para começar). Movimento corporal mais proeminente.
5. Protesto geral, sem obediência ou cooperação. É necessária uma contenção física.

- **ESCALA DE IMAGEM FACIAL (Figura 5)**

- A escala de imagens faciais (FIS) tem uma fila de cinco rostos que vão de muito felizes a muito infelizes.
- Pede-se às crianças que apontem para o rosto com que se sentem mais parecidas no momento.
- A face é classificada atribuindo um valor de um para a face mais positiva e cinco para a face mais negativa.
- As faces quatro e cinco indicam uma elevada ansiedade dentária.

- **TERMÓMETRO DE ANSIEDADE (Figura 6)**

- Esta é a imagem de um termómetro em que o inquirido selecciona um ponto para classificar a ansiedade, em que não há ansiedade e 10 = ansiedade extrema.

❖ **OXIMETRIA DE PULSO (Figura 7)**[46]

- Trata-se de um dispositivo de monitorização da saturação de oxigénio amplamente utilizado na prática médica para registar os níveis de saturação de oxigénio no sangue durante a administração de anestesia intravenosa.

- Foi inventado por Aoyagi no início da década de 1970.

- A oximetria de pulso é um teste totalmente objetivo, não exigindo qualquer resposta subjectiva do doente.

- O sensor do oxímetro de pulso consiste em dois díodos emissores de luz, um para transmitir luz vermelha (640 nm) e o outro para transmitir luz infravermelha (940 nm), e um fotodetector no lado oposto do leito vascular. O díodo emissor de luz transmite luz através de um leito vascular, como o dedo ou a orelha. A hemoglobina oxigenada e a hemoglobina desoxigenada absorvem quantidades diferentes de luz vermelha/infravermelha. A variação pulsátil do volume de sangue provoca alterações periódicas na quantidade de luz vermelha/infravermelha absorvida pelo leito vascular antes de atingir o fotodetector. A relação entre a alteração pulsátil na absorção de luz vermelha e a alteração pulsátil na absorção de luz infravermelha é analisada pelo oxímetro de pulso para determinar a saturação do sangue arterial. A oximetria de pulso é uma ferramenta útil na avaliação do estado de oxigenação de um doente e pode ser utilizada por rotina em muitas áreas da prática clínica. Através da utilização da oximetria de pulso, a oxigenação pode ser monitorizada de forma fácil e não invasiva. Os avanços na tecnologia de microprocessadores, juntamente com as melhorias nos díodos emissores de luz e nos sensores fotoeléctricos, melhoraram a precisão e a fiabilidade da oximetria de pulso. No entanto, devido às limitações inerentes à tecnologia não invasiva, é importante saber como interpretar as informações recebidas da oximetria. A oximetria de pulso ganhou ampla aceitação clínica em muitas áreas. Estão disponíveis pequenos sistemas portáteis para utilização em praticamente qualquer local. Quase todos os doentes que necessitam de oxigénio ou de ventilação mecânica beneficiariam da monitorização clínica do seu estado de oxigénio através da oximetria de pulso. Esta pode ser efectuada sob a forma de monitorização contínua ou de testes intermitentes.

Assim, pode inferir-se que a pulsação, o ritmo cardíaco e os níveis de ansiedade de uma criança são relacionáveis.

No caso de uma criança normalmente ativa, a frequência cardíaca é de 80-120 batimentos por minuto.

Considerando que é suscetível de aumentar em casos de aumento dos níveis de ansiedade nas crianças

ATITUDES DAS CRIANÇAS EM RELAÇÃO À MEDICINA DENTÁRIA [52]

A atitude foi definida como "uma prontidão, inclinação ou tendência para agir em relação a elementos internos ou externos, de acordo com o conhecimento que o indivíduo tem deles". A atitude depende tanto da interpretação que o indivíduo faz de uma situação como da sua reação emocional à mesma.

Vários investigadores descobriram que as atitudes das crianças desde o pré-escolar até ao nível elementar são bastante positivas em relação à medicina dentária.
Fadden LE (1953) estudou as respostas de 706 crianças da escola primária a questionários auto-estruturados. Verificou que 86% gostavam do seu dentista e 42% gostavam de ir a uma consulta dentária. Verificou que a maioria das crianças tinha um conhecimento razoavelmente exato do que não gostava na consulta dentária. O quadro seguinte enumera alguns destes gostos e desgostos.

TABELA:

ATITUDES DAS CRIANÇAS EM RELAÇÃO À MEDICINA DENTÁRIA: **GOSTOS E AVERSÕES**

GOSTOS	NÃO GOSTA
Uma interessante sala de espera com livros de banda desenhada e de histórias, revistas e aquário. Música de fundo. Ser chamado pelo primeiro nome. O dentista para falar enquanto trabalha. Explicação dos procedimentos dentários pelo dentista. Observar-se ao espelho enquanto o dentista trabalha. Ter um sinal a dar para que o dentista pare de perfurar. Dizerem-lhe que foi um bom doente. Uma prenda pós-operatória.	Ficar à espera. Uma área de espera pouco atractiva. O cheiro do consultório dentário ou o hálito do dentista. Rolos de algodão. Perfuração. Luz de funcionamento nos olhos. Falsidade sobre um procedimento doloroso. Ser gozado. Repreensão do dentista. Ser questionado quando a boca está cheia.

RESPOSTAS **FISIOLÓGICAS**

Para avaliar mais objetivamente as reacções das crianças à experiência dentária, vários investigadores monitorizaram as suas respostas fisiológicas.

A transpiração e a frequência cardíaca são duas actividades fisiológicas frequentemente monitorizadas. A transpiração aumenta quando um indivíduo fica apreensivo. O aumento pode ser detectado por um galvanómetro, que mede a diminuição da resistência da pele húmida aos impulsos eléctricos. A frequência cardíaca também aumenta com a apreensão. Pode ser monitorizada de forma simples e modesta por um dispositivo fotoelétrico, ligado a um dedo, que transmite a um polígrafo modificado. A quantidade de sangue no leito capilar distal do dedo controla a quantidade de luz que chega à célula fotoeléctrica, alterando assim a saída eléctrica para o dispositivo de registo.

CHORAR NO CONSULTÓRIO DENTÁRIO

Não é invulgar ver uma criança a chorar enquanto está na cadeira do dentista. No entanto, nem todo o choro deve comunicar a mesma mensagem ao dentista. Elsbach descreveu quatro tipos de choro das crianças: o choro obstinado, o choro assustado, o choro magoado e o choro compensatório.

Os dentistas devem aprender a distinguir entre estes padrões de choro distintos, de modo a responderem adequadamente a cada criança.

i. Choro obstinado A criança que "faz uma birra" para impedir o tratamento dentário apresenta o choro obstinado. Este choro é alto, agudo e tem sido caracterizado como um lamento semelhante a uma sereia. Esta forma de beligerância representa a resposta externa da criança à sua ansiedade na situação dentária. O comportamento beligerante deve ser controlado antes que o tratamento dentário possa progredir.

O choro assustado é geralmente acompanhado de uma torrente de lágrimas e de soluços convulsivos que prendem a respiração. A criança que emite este tipo de choro está a ser dominada pela situação. É da responsabilidade do dentista incutir confiança na criança assustada, proporcionando-lhe uma série de experiências dentárias cuidadosamente estruturadas que lhe permitirão lidar com a situação.

O choro de dor pode ser alto; mais frequentemente, porém, é acompanhado de um pequeno gemido. A primeira indicação de que a criança está a sentir desconforto pode ser uma única lágrima que brota do canto do olho e escorre pela bochecha da criança. O choro magoado é facilmente identificado porque a criança afirma, voluntariamente ou quando lhe é perguntado, que está a ser magoada. Quando se reconhece que a criança está a sentir dores, o procedimento dentário deve ser interrompido e deve ser obtido um controlo satisfatório da dor.

iv. Choro compensatório Elsbach descreve o choro compensatório como "não sendo de facto um choro. É um som que a criança faz para abafar o ruído da broca do dentista. Normalmente, o som é um monótono. O dentista deve reconhecer o choro compensatório como uma estratégia que a criança desenvolveu para lidar com a ansiedade que está a sentir. É uma estratégia bem sucedida e, por isso, o dentista não deve fazer qualquer tentativa para o parar.

REACÇÕES À PRIMEIRA VISITA AO DENTISTA

Recomenda-se geralmente que a primeira consulta dentária de uma criança seja efectuada, o mais tardar, aos três ou quatro anos de idade.

Em geral, verifica-se que o grau de cooperação demonstrado pelas crianças em idade pré-escolar na sua primeira consulta é elevado. A não ser que a criança apresente um problema dentário agudo, a primeira consulta envolve normalmente apenas um exame, uma avaliação radiográfica e, eventualmente, uma profilaxia e um tratamento tópico com flúor.

Vários outros factores têm sido associados às reacções que as crianças apresentam na sua primeira consulta dentária. Um fator bem conhecido que tem sido relacionado com o comportamento não cooperante das crianças durante a primeira consulta é a ansiedade materna. Se um alto grau de ansiedade foi identificado na mãe, a criança geralmente ficará obviamente ansiosa ou exibirá algum grau de comportamento não cooperativo na cadeira do dentista. Outro fator associado ao comportamento não cooperante é a consciência da criança de que tem um problema dentário que requer tratamento.

Reacções a diferentes procedimentos dentários

i. Reação à injeção: Através da experiência no seu próprio consultório, a maioria dos dentistas está ciente de que a injeção de anestésico local produz a maior incidência de comportamento perturbador nas crianças. Tanto a monitorização psicológica como a fisiológica da reação das crianças à injeção dentária apoiam as observações empíricas do médico. Frankl e colaboradores (1962) relataram que a maior incidência de comportamento não cooperativo durante as visitas de crianças em idade pré-escolar para cuidados de restauração ocorreu durante a fase de injeção do tratamento.

Myers e colaboradores (1972) monitorizaram as frequências de pulso das crianças durante uma consulta de recuperação e verificaram que a frequência de pulso era elevada imediatamente antes e durante a injeção, indicando um estado de ansiedade mais elevado do que noutras fases da consulta de recuperação. Kassowitz (1958) observou 133 crianças entre os seis meses e os doze anos de idade, que receberam um total de 328 injecções. Avaliou subjetivamente a sua atitude durante a sua administração. Verificou que havia um padrão distinto de resposta para diferentes grupos etários e uma tendência gradual para a melhoria do comportamento com o aumento da idade e do nível de maturidade. Havia uma falta quase completa de controlo emocional nas respostas das crianças com menos de quatro anos de idade. A partir daí, no entanto, observou tentativas crescentes por parte das crianças no sentido do auto-controlo e do domínio da situação. Por volta dos oito anos de idade, as manifestações externas de medo ou autocomiseração, ou uma resposta fisicamente perturbadora à injeção eram pouco frequentes. Concluiu que a experiência da injeção podia ser positiva para a criança, na medida em que lhe permitia exercitar e desenvolver o autocontrolo, e que "a capacidade de lidar com experiências dolorosas mas necessárias é sugerida como um índice de maturidade emocional na criança em crescimento".

ii. Reacções à Exodontia: Há muito que se reconhece que a extração de um dente de uma criança é um dos procedimentos dentários que mais ansiedade provoca. Trieger e Bernstein (1963) descreveram histórias de casos de várias crianças nas quais eles realizaram exodontias. Embora as crianças reagissem individualmente de forma diferente, havia mais ansiedade e defesa nas crianças de três e quatro anos, enquanto as crianças de cinco a sete anos exibiam um comportamento mais cooperativo.

As reacções das crianças à extração dentária também foram avaliadas com o teste "Draw-a-Person". Num estudo de Baldwin (1966), foi pedido às crianças que necessitavam de extracções dentárias que fizessem um desenho de uma pessoa em intervalos específicos: antes de serem informadas de que era necessária uma extração dentária, depois de serem informadas do procedimento iminente, no momento da extração e durante o período pós-extração e de recuperação. A altura dos desenhos de figuras humanas foi medida e a redução da altura foi considerada um sinal de stress. Verificou que as figuras desenhadas depois de as crianças terem sido informadas de que iriam ser submetidas a uma extração tinham um tamanho reduzido em comparação com as figuras originais. As figuras desenhadas na altura da cirurgia também tinham um tamanho reduzido. No pós-operatório, houve um retorno gradual ao tamanho original das figuras. As alterações na altura das figuras em diferentes intervalos pré-cirúrgicos e pós-cirúrgicos são evidentes. Ele afirmou: "Parece haver pouca dúvida de que o achado está empiricamente relacionado com o stress da extração dentária." Para avaliar melhor a capacidade das crianças para lidar com a extração dentária, Baldwin concedeu a um grupo de crianças um período de espera de quatro a sete dias entre a consulta em que foram informadas de que necessitavam de uma extração e a marcação da mesma. Os resultados indicaram que dar às crianças um período de espera permite-lhes estar psicologicamente preparadas para a extração. Quando questionadas, todas as crianças afirmaram que preferiam um período de espera antes da extração dentária. Elas expressaram o desejo de "pensar sobre isso", "preparar-se para isso", ou "preparar-se para isso". Por conseguinte, recomenda-se que, sempre que possível, o dentista prepare a criança para a exodontia, informando-a de que está planeada uma extração para uma consulta futura.

6) INFLUÊNCIAS ATITUDINAIS E AMBIENTAIS NO COMPORTAMENTO DAS CRIANÇAS NA SITUAÇÃO DENTÁRIA

EFEITOS DA ACTIVIDADE E DAS ATITUDES DO DENTISTA[52]

Os métodos através dos quais o dentista aborda e lida com um doente infantil são de importância vital para as reacções e atitudes da criança na situação de tratamento dentário. Jenks descreve seis categorias de actividades através das quais os dentistas podem promover ou melhorar o comportamento cooperativo das crianças. Estas actividades são: recolha de dados e observação, estruturação, externalização, empatia e apoio, autoridade flexível, e educação e formação.

RECOLHA DE DADOS E OBSERVAÇÃO

A recolha de dados envolve a recolha do tipo de informação sobre uma criança e os seus pais que pode ser obtida através de uma entrevista formal ou informal no consultório ou através de um questionário escrito. A observação envolve a perceção de características comportamentais evidentes e subtis de uma criança que fornecem pistas sobre a forma como ela deve ser abordada pelo dentista e pelo seu pessoal. A observação começa com a observação do comportamento da criança na sala de espera, incluindo a interação com os pais. A atitude da criança quando é separada dos seus pais e o seu comportamento no primeiro contacto com o dentista devem ser anotados. Uma vez no bloco operatório e durante o tratamento, a reação da criança às novas imagens, sons e cheiros do consultório dentário e a sua maneira de responder às instruções do dentista também devem ser observadas.

ESTRUTURAÇÃO

A estruturação refere-se ao estabelecimento de directrizes de comportamento que são comunicadas pelo dentista e pela sua equipa à criança. Com uma estruturação adequada, as crianças devem saber o que esperar e como reagir durante a experiência dentária. Jenks descreve várias formas através das quais o dentista pode estruturar a consulta dentária:

1. O dentista explica à criança, numa linguagem que ela possa compreender, o objetivo do tratamento dentário.

2. O dentista prepara a criança para cada fase do tratamento, descrevendo-a antecipadamente.

3. O dentista separa cada procedimento em etapas. O início de cada fase da terapia é identificado, o procedimento é descrito e a criança é informada quando uma fase está concluída.

4. O dentista prepara a criança para cada mudança de sensação antes de a experimentar. Isto inclui a alteração da posição da cadeira, a possível dor e subsequente dormência associada ao anestésico local, a vibração da peça de mão de baixa velocidade e o ruído da peça de mão de alta velocidade.

5. O dentista informa a criança da data da próxima consulta e do que vai ser feito nessa altura.

EXTERNALIZAÇÃO

A externalização é um processo pelo qual a atenção da criança é desviada das sensações associadas ao tratamento dentário. Jenks salienta que podem existir dois componentes da externalização - distração e envolvimento - e que a ênfase principal deve ser colocada no último. Ela afirma que" o objetivo é interessar e envolver a criança, mas sem a estimular excessivamente para descargas verbais ou motoras que possam dificultar os procedimentos necessários.

Existem dois métodos para exteriorizar a atenção do doente: primeiro, envolvê-lo numa atividade verbal; segundo, envolvê-lo numa atividade dentária. O primeiro método é apropriado durante o procedimento de injeção e pode ser realizado da seguinte forma. Antes da injeção, o dentista pode dizer à criança que vai contar lentamente até dez e que, quando acabar de contar, o procedimento estará terminado. O dentista inicia então a injeção e começa a contar, demorando cerca de 60 segundos. Enquanto conta, pede à criança para contar com ele. Este procedimento simples tem vários objectivos. Em primeiro lugar, distrai a criança da injeção em si, uma vez que tem de contar com o dentista. Além disso, indica à criança exatamente quando a fase da terapia está concluída, sendo assim também uma forma de estruturação.

Uma outra abordagem consiste em descobrir antecipadamente o interesse da criança e, depois, enquanto a injeção é administrada, o dentista conversa muito expressivamente com a criança sobre o seu principal interesse e faz-lhe perguntas que requerem respostas "sim" ou "não". À medida que a consulta avança, o dentista pode conversar com a criança sobre os seus passatempos, os seus animais de estimação ou os seus programas de televisão favoritos. A conversa pode muitas vezes ser unilateral, uma vez que a criança com instrumentos dentários na boca não consegue responder verbalmente. Pode, no entanto, acenar com a cabeça e mostrar outros sinais de participação na conversa.[52]

EMPATIA E APOIO

A empatia é a capacidade de compreender e experimentar os sentimentos do outro sem perder a objetividade. A demonstração de empatia por parte do dentista irá apoiar os esforços da criança para um comportamento correto na situação dentária. Os dentistas podem fornecer este tipo de apoio de várias formas:

1. Permitir que a criança exprima os seus sentimentos de medo ou de cólera e os seus desejos, sem os rejeitar.

2. Comunicar à criança que as suas reacções são compreendidas. Isto pode ser feito através da verbalização do que estão a sentir.

3. Confortar as crianças quando for apropriado. Isto pode ser feito através de uma escolha cuidadosa das palavras, do tom de voz, ou tocando na criança e dando-lhe uma palmadinha ou um abraço tranquilizador.

4. Encorajar as crianças quando elas demonstram um comportamento aceitável.

AUTORIDADE FLEXÍVEL

Embora o dentista deva controlar a interação dentista-doente, a sua autoridade deve ser temperada com um grau de flexibilidade ou compromisso, de modo a satisfazer as necessidades do doente ou da situação em particular. Não podem ser dadas regras gerais, uma vez que a personalidade individual do dentista determinará, em parte, a abordagem.

Se esta última for a causa, a atitude do dentista deve ser suficientemente flexível para lhe permitir modificar a sua tática na mesma consulta ou em consultas futuras.

EDUCAÇÃO E FORMAÇÃO

Qualquer dentista que trate de crianças deve executar um programa que eduque as crianças e os seus pais sobre o que constitui uma boa saúde dentária e os estimule a fazer as mudanças de comportamento necessárias para atingir esses objectivos.

A mensagem educativa do dentista está frequentemente em conflito com as pressões dos colegas da criança, com os anúncios dos meios de comunicação social e com a autossatisfação. Assim, deve ser desenvolvido um conjunto de objectivos práticos e realistas. Por exemplo, quando os dentistas dão conselhos dietéticos, devem recomendar substitutos não cariogénicos para os lanches, como pipocas, batatas fritas ou pastilhas elásticas sem sacarose. É mais provável que este tipo de recomendação seja seguido do que uma que exija a exclusão completa de snacks da dieta.

Devido à sua influência em casa, é essencial que os pais sejam incluídos no processo educativo. Deve ser estabelecida uma relação positiva tanto entre o dentista e o doente como entre o dentista e os pais.

EFEITO DO VESTUÁRIO DO DENTISTA

O vestuário usado pelos dentistas varia entre uma bata cirúrgica ou um casaco branco de clínica, uma camisa e gravata ou uma camisa de gola aberta. Alguns dentistas que tratam de crianças chegam mesmo a vestir-se de forma animada ou com outro disfarce.

Até agora, nenhum estudo tentou avaliar o efeito específico do vestuário do dentista no comportamento das crianças, embora se tenha afirmado que, se uma criança tiver vivido anteriormente uma situação stressante que incluísse a presença de alguém com vestuário branco - como um médico - a simples aparição de um indivíduo vestido de branco seria suficiente para induzir um comportamento negativo.

EFEITO DA DURAÇÃO E DA HORA DO DIA DA MARCAÇÃO

A literatura dentária anterior sublinhava que as consultas para crianças deviam ser curtas, possivelmente devido à curta capacidade de atenção das crianças.

Não foi encontrada diferença significativa entre o comportamento das crianças durante consultas longas ou curtas. No entanto, houve uma tendência para o declínio do comportamento durante as consultas longas.

Generalizou-se a ideia de que as consultas matinais são preferíveis para as crianças pequenas porque estão mais descansadas e cooperantes nessa altura. À tarde, podem estar cansadas ou irritadas por não terem dormido a sesta. Lenchner também avaliou o efeito que a hora do dia da consulta tinha no comportamento das crianças, e descobriu que não tinha efeito significativo no comportamento. Parece, a partir deste estudo, que a hora para a qual uma consulta é marcada deve depender mais da conveniência do que do possível efeito que a marcação possa ter no comportamento das crianças[52] .

EFEITO DO AMBIENTE DENTÁRIO

Swallow e colaboradores avaliaram o efeito do ambiente em que a entrevista e o tratamento dentário eram efectuados sobre a ansiedade das crianças. Os investigadores descobriram que as crianças que eram acomodadas no ambiente relativamente mais agradável da sala de entrevistas - operatório modificado - apresentavam os níveis de ansiedade mais baixos. Por outro lado, as crianças que foram entrevistadas e tratadas inteiramente no ambiente operatório padrão exibiram consistentemente os níveis de ansiedade mais elevados. Parece, a partir destas descobertas, que a realização de dentisteria num ambiente relativamente agradável pode aliviar as crianças de alguma da sua ansiedade sobre a situação.

7) CONSIDERAÇÕES PRÁTICAS PARA A GESTÃO DO COMPORTAMENTO

GANHAR A CONFIANÇA DA CRIANÇA

Certas práticas fundamentais aumentam as hipóteses de resultados positivos; quando se trata de crianças, devem ser consideradas invioláveis. Embora sejam aplicadas neste caso à situação dentária, são aplicáveis a quase todas as situações em que as crianças estão envolvidas. Estes fundamentos da gestão do comportamento centram-se na atitude e integridade do dentista e da sua equipa. O dentista e o seu pessoal devem saber antecipadamente o que se espera deles e o que deve ser feito.

A criança deve criar um sentimento de confiança na equipa de saúde dentária. Quando se diz a um jovem que só vai fazer um exame aos dentes, é errado proceder a uma restauração. Por vezes, isto pode ser um problema, pois os pais podem persuadir o dentista a concluir o trabalho nessa consulta. Se isso acontecer, pergunte à criança: "Importas-te que façamos uma obturação hoje para não teres de voltar amanhã? Se ele preferir não ir, a escolha é dele, pois foi-lhe dito que a consulta era para um "check-up". Os pais aceitarão a explicação de que é errado estabelecer um conjunto de expectativas para o seu filho e revê-las nessa altura. Proceder sem o consentimento da criança nestas situações não cria confiança. A veracidade é extremamente importante na construção da confiança, especialmente com as crianças. Muitas vezes, elas podem não entender as razões das mudanças nos planos. Poucos dentistas contestariam estes fundamentos. Em combinação com outras práticas, eles formam uma parte integrante da gestão do comportamento.[51]

O RECURSO À ADMIRAÇÃO, À LISONJA SUBTIL, AO ELOGIO E À RECOMPENSA

No processo de aprendizagem, o castigo e a recompensa são fundamentais. Existem muitas recompensas para o doente bem comportado. Uma das recompensas mais importantes procuradas pela criança é a aprovação do dentista. Deixar a criança saber quando é um bom doente, estabelecerá um objetivo para o seu comportamento futuro. Ela esforçar-se-á ao máximo para estar à altura do padrão que estabeleceu para si própria. Ao elogiar uma criança, elogie o comportamento e não o indivíduo. Por exemplo, em vez de dizer à criança que ela é um bom menino, diga que ela se comportou bem na cadeira hoje.[55]

PRENDAS PARA CRIANÇAS

A oferta de prendas pode servir de recompensa. É sempre possível encontrar algo para elogiar uma criança. Se a prenda puder ter um significado dentário (como um kit de escovas de dentes), tanto melhor. Porque, nestas situações, a prenda pode ser utilizada como reforço da saúde dentária. As várias bugigangas no baú de brinquedos, no entanto, devem ser como sinais de afeto para as crianças e não como subornos.

Aqueles que seguiram a prática de dar presentes estão bem cientes dos seus resultados. Muitas crianças que parecem cansadas ou tensas após procedimentos cirúrgicos animam-se subitamente após a conclusão e apressam-se a pedir um presente. Estas prendas são uma recordação agradável da consulta.[51]

O SUBORNO E O DOENTE

Podemos afirmar categoricamente: nunca subornar uma criança. O suborno raramente trará qualquer benefício. O resultado será simples: a criança continuará a comportar-se mal para obter mais subornos e concessões. O suborno é uma admissão de que o dentista não sabe como lidar com a situação. Uma criança atenta aproveita-se rapidamente da sua situação. É bom compreender a distinção entre suborno e recompensa. Uma recompensa após uma consulta pode servir como o suborno que trará a criança de volta para a próxima consulta. De um modo geral, porém, um suborno é prometido ou dado para induzir um bom comportamento. Uma recompensa é o reconhecimento de um bom comportamento após a conclusão da operação, sem qualquer promessa previamente implícita. O suborno não tem lugar na medicina dentária. [55]

A ABORDAGEM MULTIMÉDIA DA GESTÃO DO COMPORTAMENTO

O design, o estilo, a cor e a música do consultório têm sido mencionados na literatura dentária como considerações importantes quando se lida com crianças. Podem fazer muito para promover o controlo das crianças.

Os materiais audiovisuais têm sido utilizados de forma favorável. Alguns profissionais utilizaram circuitos fechados de televisão nos seus consultórios. Através desta abordagem, os pais podem observar os seus filhos a serem tratados. Podem adquirir um sentimento de segurança, bem como uma maior compreensão da medicina dentária.

Alguns materiais, como as tiras de filme, são utilizados no bloco operatório. O seu objetivo, em muitos casos, é a educação dentária do doente. No entanto, se forem utilizados durante os procedimentos operatórios, funcionam como distracções, desempenhando assim um duplo papel. Outros desenvolvimentos audiovisuais são concebidos para preparar o doente infantil para a medicina dentária. Estes consistem principalmente em cassetes de vídeo e filmes. Muitos podem ser mostrados num ambiente de grupo. No entanto, a utilização de materiais audiovisuais pode estender-se para além do ambiente do consultório dentário.[51]

8)ESTRATÉGIAS NÃO-FARMACOLÓGICAS

Felizmente, a maioria das crianças passa fácil e agradavelmente pelas consultas dentárias sem pressão excessiva sobre si próprias ou sobre a equipa dentária. Estes sucessos podem ser atribuídos a uma série de factores, tais como a personalidade confiante da criança, a preparação adequada da criança pelos pais para a consulta ou as excelentes capacidades de comunicação da equipa dentária. Por outro lado, para algumas crianças, as experiências no consultório dentário causam ansiedade e o início de uma atitude negativa em relação à medicina dentária. Em muitos casos, é possível gerir estas crianças controláveis mas apreensivas sem medicação, desde que a equipa dentária seja capaz de aplicar técnicas não farmacológicas adequadas.[53]

A intenção é aumentar a sensibilização da equipa dentária para as técnicas de gestão do comportamento habitualmente utilizadas no consultório dentário para moldar o comportamento dos pacientes infantis.

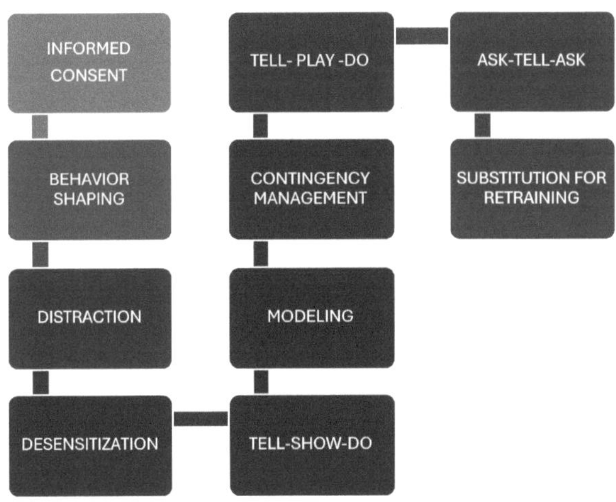

- **CONSENTIMENTO INFORMADO**

Todas as decisões de orientação comportamental devem ser baseadas numa revisão da história médica, dentária e social do paciente, seguida de uma avaliação do comportamento atual. As decisões relativas à utilização de técnicas de orientação comportamental, para além da gestão comunicativa, não podem ser tomadas apenas pelo dentista. Devem envolver os pais e, se apropriado, a criança. O dentista, como especialista em cuidados dentários (ou seja, o momento e as técnicas através das quais o tratamento pode ser efectuado), deve comunicar eficazmente o comportamento e as opções de tratamento, incluindo potenciais benefícios e riscos, e ajudar os pais a decidir o que é do melhor interesse da criança. A conclusão bem sucedida dos serviços de diagnóstico e terapêuticos é vista como uma parceria entre o dentista, os pais e a criança.

A gestão comunicativa, pelo facto de ser um elemento básico da comunicação, não requer um consentimento específico. Todas as outras técnicas de orientação comportamental requerem um consentimento informado de acordo com as **directrizes da AAPD** sobre consentimento informado e as leis estatais aplicáveis[45] . Se os pais recusarem o tratamento proposto e alternativo, para além dos procedimentos de orientação comportamental não comunicativos, é prudente ter um formulário de recusa informado assinado pelos pais e guardado no registo do paciente.

No caso de uma reação comportamental imprevista ao tratamento dentário, compete ao médico dentista proteger o doente e o pessoal contra danos. Após uma intervenção imediata para garantir a segurança, se as técnicas tiverem de ser alteradas para continuar a prestação de cuidados, o dentista deve obter o consentimento informado para os métodos alternativos.[45]

- **MODELAÇÃO DO COMPORTAMENTO**

A modelação do comportamento é uma forma de modificação do comportamento baseada nos princípios estabelecidos da aprendizagem social, que por vezes é designada por teoria S-R (estímulo-resposta). Os defensores desta teoria defendem que a maior parte do comportamento é aprendido e que a aprendizagem é o estabelecimento de uma ligação entre um estímulo e uma resposta. Fornecem um modelo de aprendizagem e moldam o comportamento. Os dois primeiros componentes listados acima estão relacionados com a parte de "aproximações sucessivas" da definição de modelação do comportamento[53] .

O terceiro componente, o exame digital, também faz parte desta abordagem. É menos provocador de ansiedade do que a utilização de um instrumento, ou mesmo de um espelho bucal. Os exames das crianças devem ser iniciados, quase sempre, sem um instrumento.

O quarto componente é um elogio. Isto é importante num programa de modelação do comportamento porque oferece uma recompensa ou reforço.

Se a resposta de uma criança resulta na obtenção de um objetivo dentário, esta resposta é recompensada ou reforçada.

A maioria dos pedodontistas e muitos médicos de clínica geral mantêm uma caixa de brinquedos para que possam oferecer à criança uma recompensa tangível após o tratamento. Estas prendas devem ser oferecidas como recompensas e não como subornos. São oferecidos após o tratamento para melhorar a relação.

Embora os autocolantes e as recompensas, como os brinquedos, possam funcionar como reforçadores, os reforços mais poderosos do comportamento são as interacções sociais, como o elogio e a aprovação. Assim, se a criança se reclinou na cadeira mas se recusa a abrir a boca para permitir um exame, o dentista deve concentrar-se em elogiar a criança por se ter deitado na cadeira e por ter feito essa parte do processo muito bem. Deve então dar instruções claras sobre o que se espera a seguir, e qualquer movimento ligeiro no sentido de abrir a boca deve ser imediatamente elogiado e aprovado. Assim, é mais provável que a criança queira agradar ao dentista abrindo mais a boca. Como este exemplo demonstra, o reforço também é mais eficaz quando segue imediatamente o comportamento que o dentista está a tentar reforçar. Da mesma forma, é muito importante evitar reforçar o comportamento errado. Por exemplo, se o comportamento inadequado for imediatamente seguido pela oferta de uma recompensa (por exemplo, um brinquedo), o comportamento pode ser reforçado e é muito mais provável que se repita na próxima vez que a criança se encontrar na mesma situação.

A modelação do comportamento é um modelo de aprendizagem. É bem conhecido que os programas que seguem mais de perto o modelo da teoria da aprendizagem serão os mais eficientes. Aqueles que se desviam do modelo serão menos eficientes, com a perda de eficiência diretamente relacionada com a quantidade de desvio do modelo. Assim, ao desenvolver uma compreensão dos princípios psicológicos e ao modificar técnicas familiares para melhor se ajustarem ao modelo, podem ser obtidos melhores resultados na prática da gestão do comportamento.

Por definição, a modelação do comportamento é o procedimento que desenvolve muito lentamente o comportamento através do reforço de aproximações sucessivas do comportamento desejado até que este se torne realidade. Assim, esta técnica é um método simples de ensinar à criança, passo a passo, o que é esperado no consultório dentário. Ao mesmo tempo, é um procedimento que evita a apreensão. A modelação do comportamento pode ser vista como uma forma de modificação do comportamento porque é utilizada para alterar a conduta de acordo com princípios estabelecidos. O método é utilizado com crianças que demonstram cooperação suficiente para estabelecer comunicação. Com aquelas que demonstram um comportamento negativo, é necessário primeiro estabelecer um nível razoável de cooperação. Tanto para a Modelação do Comportamento como para a TSD, os membros da equipa dentária de um consultório devem seguir um protocolo estabelecido no consultório para a introdução de novos procedimentos ou instrumentos às crianças. Esse protocolo pode ser:

1. Indicar o objetivo logo no início. "Hoje vamos verificar os teus dentes."

2. Dividir as explicações. "Primeiro, temos de contar os vossos dentes. Vamos contar primeiro os dentes de cima. Agora, temos de contar os dentes de baixo. A seguir, temos de apalpar os teus dentes para nos certificarmos de que são fortes. Deixem-me mostrar-vos o meu apalpador de dentes. É assim que eu o uso (colocando o explorador na unha do dedo)".

3. Utilizar uma linguagem adequada à idade. Para crianças pequenas, utilizar eufemismos.

Embora a TSD e a Modelação do Comportamento sejam semelhantes, existem algumas diferenças subtis. São elas:

1. A modelação do comportamento exige um comportamento positivo durante todo o processo. A TSD não faz qualquer referência ao comportamento reativo.

2. A modelação do comportamento permite voltar atrás nos passos. Se tiver terminado de falar à criança sobre o procedimento e ela desviar o olhar quando lhe mostrar um instrumento, o clínico tem de voltar à fase de falar.

Para chamar a atenção da criança, pode ser necessário, nesta altura, falar-lhe com firmeza.

3. A modelação do comportamento inclui sempre o reforço positivo. A modelação do comportamento, ou modificação do comportamento, é provavelmente o método não farmacológico mais utilizado para gerir crianças com maturidade suficiente para se comportarem. Baseado nos princípios da aprendizagem social, envolve uma série de reforços que acabam por conduzir ao comportamento desejado ou ideal. Neste processo, o prestador de cuidados de saúde estabelece o objetivo para a criança ou a tarefa para a consulta, explica a necessidade do tratamento de acordo com a compreensão da criança e, em seguida, estabelece expectativas para a criança. Quando surgem respostas negativas, o comportamento adequado é reforçado, o comportamento inadequado menor é ignorado e o comportamento inadequado maior é disciplinado. Para participar nesta atividade, a criança deve ser capaz de se comportar bem. Por isso, a modelação do comportamento não é útil para a criança pré-cooperativa. O comportamento adequado é mais frequentemente reforçado com elogios. O elogio é oferecido para qualquer comportamento que a equipa dentária gostaria de ver repetido e para quaisquer passos em direção ao comportamento desejado. Deve ser dado imediatamente após a resposta positiva da criança e continuar de forma intermitente mesmo depois de o comportamento positivo ter sido estabelecido. O reforço verbal pode ser dirigido a vários alvos, dizendo aos pais e ao pessoal do consultório como a criança se comportou bem. O reforço positivo não-verbal também é importante, sob a forma de aplausos, palmadinhas no ombro ou "high-fives". Os comportamentos indesejáveis mas toleráveis podem ser simplesmente ignorados. As tácticas de diversão, como mudar de assunto ou fazer perguntas desnecessárias, e os comportamentos incómodos, como choramingar ou interromper, devem ser tratados desvalorizando o impacto do comportamento no dentista. O dentista pode optar por não responder ou mesmo afastar-se da criança até que surja o comportamento desejado ou um comportamento negativo importante. Então, a resposta apropriada pode ser dada. O comportamento negativo grave é muito mais difícil de lidar. Estes comportamentos incluem a recusa em abrir a boca, pontapés, gritos e desobediência franca às ordens. Várias medidas

disciplinares têm-se mantido em uso ao longo do tempo. Um dos métodos mais comuns é o controlo vocal. Mesmo no final da infância e nos primeiros anos da criança, um comando agudo, alto e gritado pode ser incrivelmente eficaz para chamar a atenção da criança. Tais ordens, quando acompanhadas de expressões faciais e linguagem corporal adequadas, podem comunicar o desagrado e a gravidade do comportamento negativo[53] .

- DISTRACÇÃO

Existem provas de que concentrar a atenção em estímulos visuais ou auditivos alternativos específicos na clínica dentária pode ser benéfico para os pacientes com ansiedade dentária ligeira a moderada. Embora estejam disponíveis várias opções para o médico, desde música de fundo a televisões, jogos de computador e óculos de vídeo 3D para ver filmes, existem atualmente provas contraditórias quanto à eficácia destas práticas de distração na clínica dentária. Por exemplo, num estudo de *Kim YK et al,(*2011), enquanto uma meta-análise de 19 ensaios clínicos aleatórios concluiu que a musicoterapia reduz a dor e a ansiedade em crianças submetidas a procedimentos médicos ou dentários, um estudo recente de adultos submetidos a extração de terceiros molares apenas encontrou pequenas reduções na ansiedade inter-operatória num grupo tratado com música e nenhuma diferença na perceção da dor em comparação com um grupo de controlo sem música[49] . Os resultados de um estudo inicial efectuado por *Corah e colegas (1980)* indicavam que os programas musicais, na melhor das hipóteses, resultavam num efeito placebo.

Um estudo mais recente de pacientes dentários alemães, realizado por *Lahman C et al.(2008),* concluiu que, embora a distração musical tenha reduzido significativamente a ansiedade dentária em comparação com um grupo de controlo, o efeito foi significativamente inferior ao produzido por um método de relaxamento breve e que funcionou apenas para pacientes ligeiramente ansiosos, não tendo relevância clínica para pacientes altamente ansiosos. No entanto, dada a facilidade de introdução da distração musical na clínica e a ausência de quaisquer efeitos deletérios conhecidos, o potencial para resultados positivos e a preferência declarada dos pacientes recomendariam a sua utilização mais sistemática e generalizada. A distração visual e auditiva está agora disponível através da utilização de óculos capazes de mostrar uma visão 2D e 3D acompanhada de som surround **(Figura 8).**

Embora se tenha verificado que os óculos de realidade virtual imersiva reduzem a pressão sanguínea, a frequência de pulso e as classificações de dor em pacientes submetidos a procedimentos de destartarização e alisamento radicular periodontal, outra série de estudos realizados por Benson e colegas concluiu que os óculos de vídeo não alteraram a intensidade da dor sentida no tratamento dentário restaurador ou na destartarização dentária. É necessária mais investigação para explorar se a eficácia deste tipo de distração depende talvez de factores relacionados com o doente, tais como atributos de personalidade relacionados com o desejo de previsibilidade ou controlo.

No entanto, há provas de que a distração audiovisual pode ser benéfica para as crianças ansiosas ou que não cooperam na clínica.

Uma criança pode ser distraída desviando a sua atenção de um procedimento potencialmente indutor de stress para uma sensação ou ação totalmente diferente. Embora seja importante não quebrar a confiança tentando deliberadamente enganar uma criança, a distração da atenção de uma coisa para outra pode ser útil. Talvez o exemplo mais conhecido seja quando os pacientes são instruídos a respirar profundamente pelo nariz, ou a concentrarem-se em levantar uma perna e depois a outra durante a recolha de impressões dentárias. Estas estratégias podem muitas vezes ajudar os doentes a ultrapassar a sensação de náusea. Outro exemplo menos óbvio, mas igualmente útil, é chamar a atenção para as sensações de puxão dos lábios, etc., durante a penetração da agulha do analgésico local[49] .

- **DESSENSIBILIZAÇÃO**

Os terapeutas comportamentais descobriram que a dessensibilização sistemática é uma das formas mais eficazes de reduzir a ansiedade desadaptativa[11] .

A dessensibilização sistemática envolve a exposição gradual de um indivíduo receoso ao aspeto da medicina dentária que considera assustador, ao mesmo tempo que o encoraja a utilizar estratégias de relaxamento para reduzir a sua ansiedade. Por exemplo, para um doente que tem medo de injecções, o dentista pode começar por lhe mostrar a seringa e explicar as suas partes e finalidade (por exemplo, a maioria das seringas dentárias são compridas e finas para permitir o acesso à parte posterior da boca) até o doente conseguir ver e segurar a seringa com pouca ou nenhuma ansiedade. Em seguida, o dentista pode colocar a seringa com a agulha tapada na boca do doente para simular a injeção, mantendo a seringa no lugar durante o tempo de uma injeção típica. O doente deve ser encorajado a utilizar estratégias de relaxamento para gerir a inevitável ansiedade causada por este exercício, e este passo é repetido até o doente manifestar pouca ou nenhuma ansiedade. O médico dentista pode então colocar a seringa com a agulha destapada, assegurando ao doente que não avançará com a injeção sem a sua autorização. À semelhança do passo "colocar a tampa", o doente pratica técnicas de relaxamento e o passo é repetido até o doente sentir pouca ou nenhuma ansiedade. Finalmente, o dentista - com a autorização do doente - pode proceder à injeção, replicando o local e a duração demonstrados nos passos anteriores.

A dessensibilização sistemática tem-se revelado eficaz. Por exemplo, *Hakeberg e colegas (1990)* descobriram que os pacientes com medo dentário que completaram um programa de dessensibilização sistemática mostraram uma maior redução do medo e uma melhoria do humor depois de receberem tratamento dentário, em comparação com os pacientes pré-medicados com diazepam antes do tratamento dentário; estes resultados mantiveram-se consistentes num seguimento de 10 anos. O processo de exposição pode ser ainda mais sistematizado através da utilização de exposição baseada em vídeo. Por exemplo, foi desenvolvido um programa de dessensibilização sistemática baseado em computador denominado CARL (Computer-Assisted

Relaxation Learning) para ajudar a reduzir o medo de injecções dentárias. Os indivíduos visualizam uma série de segmentos de vídeo em que são ensinadas ao paciente receoso competências de gestão (incluindo respiração diafragmática e relaxamento muscular progressivo, como descrito acima) e, em seguida, são conduzidos através dos passos graduais de uma injeção dentária. Num ensaio clínico aleatório, os indivíduos que completaram o programa CARL mostraram uma maior redução do medo do que os indivíduos que receberam um panfleto informativo sobre injecções dentárias, e os pacientes receosos consideraram o CARL uma forma aceitável de reduzir o seu medo de injecções dentárias. Quer seja feita pessoalmente ou através de um computador, a dessensibilização sistemática permite que os pacientes aprendam a reduzir a sua ansiedade enquanto dão "passos de bebé" ao longo dos procedimentos.

A aplicação mais comum da técnica de dessensibilização sistemática envolve ensinar o paciente a induzir um estado de relaxamento muscular profundo. Cenas imaginárias relevantes para os medos do paciente são descritas enquanto o paciente está relaxado. As cenas imaginárias são descritas de forma graduada ou hierárquica, de modo que, primeiro, são descritas cenas que provocam uma ansiedade mínima e, gradualmente, são apresentadas situações mais stressantes. Uma redução altamente significativa das reacções de ansiedade a situações semelhantes da vida real resulta normalmente de algumas sessões de dessensibilização sistemática. A técnica é eficaz para lidar com um amplo espetro de fobias. *Wolpe (1958)* sugeriu que a dessensibilização sistemática é eficaz porque o paciente é ensinado a substituir uma resposta emocional apropriada ou adaptativa (relaxamento) por uma resposta inapropriada ou mal-adaptativa (ansiedade). Wolpe usou o termo "inibição recíproca" para descrever o processo pelo qual uma pessoa que experimenta ansiedade em associação com certos estímulos pode ser levada a experimentar uma resposta que inibe a ansiedade a esses mesmos estímulos. Desta forma, os estímulos promotores de ansiedade combinados com o relaxamento muscular podem ajudar a reduzir as respostas de ansiedade. Embora outras respostas como o comportamento assertivo ou sexual também sejam capazes de inibir a ansiedade, o relaxamento parece ter a maior aplicação na situação dentária. Parece que a técnica clássica de dessensibilização sistemática, que envolve o treino de relaxamento muscular profundo e a apresentação de situações imaginárias que provocam ansiedade, só pode ser usada para os pacientes dentários mais ansiosos. Mas variações desta técnica têm-se revelado úteis. Wolpe e D 'Zurilla (1973) sugeriram que o procedimento de dessensibilização imaginária pode não ser necessário. Além disso, existem provas de que o relaxamento muscular profundo pode nem sequer ser necessário para os procedimentos de dessensibilização. Assim, as técnicas de dessensibilização poderiam muito bem ser aplicadas à situação dentária, onde o relaxamento muscular profundo e a apresentação de cenas imaginárias pareceriam impraticáveis.

A dessensibilização sistemática é uma técnica eficaz para ajudar os doentes a ultrapassar medos ou fobias profundamente enraizados em relação a determinados procedimentos ou experiências: em medicina dentária, um exemplo comum seria o medo de injecções dentárias. O verdadeiro comportamento fóbico raramente é exibido por crianças com menos de 10 ou 11 anos. No entanto, embora a dessensibilização seja especialmente útil para crianças e adultos com fobia confirmada acima desta idade, a abordagem sistemática descrita abaixo para superar o medo de injecções dentárias pode ser muito útil em crianças mais novas. O princípio psicológico fundamental subjacente à dessensibilização sistemática é que não é possível experimentar duas respostas psicológicas mutuamente incompatíveis em simultâneo; por exemplo, não é possível estar simultaneamente relaxado e ansioso em relação a algo. Classicamente, a dessensibilização tem duas fases componentes.

I A primeira fase consiste em ensinar o doente a relaxar. Isto pode ser conseguido de várias formas, incluindo ensinar ao doente exercícios de relaxamento, ou utilizando estratégias como a hipnose ou a sedação por inalação.

I Na fase seguinte, constrói-se a hierarquia de estímulos provocadores de ansiedade que, passo a passo, se aproximam do objetivo desejado. O paciente é então exposto a cada um destes estímulos, começando pelo estímulo menos provocador de ansiedade e subindo passo a passo, através de estímulos cada vez mais potencialmente provocadores de ansiedade, até que o objetivo final seja alcançado. Em cada passo, o paciente é apoiado e encorajado a manter o seu estado de relaxamento, e só é exposto ao passo seguinte na hierarquia quando estiver confiante em tolerar o passo existente.

A técnica de dessensibilização que utilizamos é semelhante à abordagem "dizer, mostrar e fazer" popularizada por Addelston. A técnica é especialmente útil durante a primeira consulta dentária de uma criança, em consultas subsequentes quando estão a ser realizados novos procedimentos, e ao tratar pacientes de referência que não tiveram técnicas dentárias explicadas pelos seus dentistas anteriores. Assim, a abordagem "dizer, mostrar e fazer" provou ser útil na prevenção do desenvolvimento de medos dentários no novo paciente, bem como na eliminação do medo e do mau comportamento associado no paciente previamente sensibilizado[11] .

□ APROXIMAÇÕES SUCESSIVAS (Tell-Show-Do)

Uma vez que a modelação do comportamento requer "aproximações sucessivas do comportamento desejado até que o comportamento desejado se torne realidade", o comportamento cooperativo tem de ocorrer em cada passo ao longo do caminho até que o resultado seja alcançado[53] .

Há décadas, *Addelston (1959)* formalizou uma técnica que engloba vários conceitos da teoria da aprendizagem. Foi designada como o método tell-show do (TSD). O TSD é uma série de aproximações, um componente da modelação do comportamento, que deve ser usado rotineiramente por todos os membros da equipa dentária que trabalham com crianças. Os assistentes dentários, higienistas dentários e dentistas devem demonstrar vários instrumentos passo a passo antes da sua aplicação. Quando o dentista trabalha intra-oralmente, deve ser mostrado ao doente infantil o máximo possível do procedimento. Se a criança não tiver uma visão, as aproximações sucessivas não estão realmente a ser realizadas.

Embora a TSD seja semelhante à modelação do comportamento, as duas diferem. A modelação do comportamento inclui a necessidade de refazer os passos se ocorrer um mau comportamento - bem como reforçar o comportamento cooperativo - enquanto a TSD se baseia em passos sequenciais.

O método "Tell-show-do" é a primeira técnica aprendida por muitos profissionais de medicina dentária na escola de medicina dentária. Uma vantagem deste método é que, com o uso apropriado da linguagem e da terminologia técnica, pode ser usado com crianças de todas as idades e capacidades de compreensão. O dentista explica à criança o que deve ser feito usando terminologia simples e repetição e, em seguida, mostra à criança o que deve ser feito, demonstrando com instrumentos num modelo ou no dedo da criança ou do dentista. Depois, o procedimento é executado exatamente como descrito. O elogio é utilizado para reforçar o comportamento cooperativo. Como o nome sugere, envolve:

1. **Dizer**: o dentista explica-lhe o que gostaria de fazer, ou seja, "limpar a parte mole do dente" (e não "furar o dente"), "assobiar" (e não furar), "adormecer o dente" (e não dar uma agulha, uma injeção ou uma injeção) **(Figura 9).**

2. **Mostrar**: mostrar o que está em causa (por exemplo, mostrar o equipamento e demonstrá-lo num dedo) **(Figura 10).**

3. **Fazer**: executar o procedimento **(Figura 11).**

Isto envolve uma explicação do que está prestes a acontecer, que instrumentos serão utilizados e as razões para tal (a fase "dizer"), seguida de uma demonstração do procedimento (a fase "mostrar"). A fase "fazer" é então iniciada com a execução do procedimento. Apesar da sua popularidade entre os profissionais de medicina dentária e da sua aceitação generalizada pelos pacientes pediátricos e pelos pais em vários países do mundo, a técnica "dizer, mostrar e fazer" não tem sido objeto de muita investigação sobre a sua eficácia. Um estudo realizado na Venezuela concluiu que as crianças afectadas a uma condição de "dizer, mostrar e fazer" não apresentavam qualquer indício de aumento da pressão arterial em comparação com o aumento verificado no grupo sem tratamento psicológico. O Tell-show-do demonstrou ser eficaz na redução da ansiedade antecipatória em crianças recém-pacientes, embora seja menos útil para crianças com experiência dentária anterior. Apesar da limitada evidência disponível, foi recomendado para utilização em qualquer paciente e não tem contra-indicações especificadas.

Embora a técnica de "dizer-mostrar-fazer" tenha sido originalmente desenvolvida para ser utilizada com crianças, também pode ser aplicada a adultos ansiosos, onde pode promover uma sensação de controlo e previsibilidade. Uma variante que tem sido utilizada com adultos é a técnica "explicar-mostrar-fazer", que tem como objetivo estabelecer uma situação de cooperação mútua. Nesta variação, cada fase-chave envolve a explicação do que o dentista gostaria que acontecesse ou a sugestão de um próximo passo nos cuidados do paciente, respondendo a quaisquer perguntas que o paciente possa ter e, depois de o paciente receber toda a informação de que necessita, pede autorização para avançar para as fases "mostrar" e "fazer".

Este processo tenta equilibrar os medos e as fobias do doente com o desejo de progredir, respeitando simultaneamente o ponto em que o doente se encontra atualmente, tanto física como emocionalmente. No entanto, não há investigação conhecida sobre a eficácia desta abordagem.

Esta estratégia pode ser utilizada em antecipação de um comportamento negativo. É mais útil para a criança que está a progredir para além da fase pré-cooperativa ou para uma criança não cooperativa cujo problema principal é o medo. Poucas crianças voluntariamente não cooperativas respondem bem ao clássico "dizer, mostrar, fazer". Também é útil para lidar com os pais, particularmente os compensatórios ou superprotectores, demonstrando paciência e preocupação. Também pode ser útil como um método de comunicação indireta para treinar o vocabulário dos pais.

As aproximações sucessivas também podem ser utilizadas para obter a aceitação do doente para procedimentos operatórios ou outros procedimentos mais invasivos. Por exemplo, se uma criança está a começar a reagir à peça de mão de alta velocidade, o dentista pode passar a broca junto ao dente, verificando o nível de conforto, e depois tocar com a parte de trás da peça de mão no dente. Um toque suave da broca no esmalte é um prelúdio adequado antes de entrar na dentina. À medida que o clínico avança no tratamento efetivo, pode confirmar com a criança que "Isto está bem, certo?" Mais uma vez, esta estratégia é mais útil com a criança cujo problema principal é o medo e também com a criança ligeiramente resistente que tem idade suficiente para compreender quando o comportamento é exagerado[53] .

- **MODELAGEM**

A utilização de técnicas de modelação no consultório dentário é um desenvolvimento relativamente recente. O procedimento básico consiste em expor o paciente a um ou mais indivíduos que demonstram o comportamento apropriado. O paciente, referido como observador, imitará frequentemente o comportamento do modelo quando colocado numa situação semelhante. O modelo pode estar presente (ao vivo) ou ser filmado (simbólico) com resultados igualmente bem sucedidos. Descobriu-se que os procedimentos de modelagem servem a quatro funções básicas: aquisição de novos comportamentos; facilitação de comportamentos já existentes no repertório do paciente de uma maneira ou tempo mais apropriados; desinibição de comportamentos que o paciente evitou por causa do medo; e extinção do medo associado a um estímulo. No consultório odontológico, é raro que a modelagem seja usada para a aquisição de novos comportamentos, porque os comportamentos básicos necessários, por exemplo, falar, sentar, abrir e fechar a boca, etc., geralmente já foram adquiridos pelo paciente. No entanto, a modelação tem um grande potencial para facilitar o comportamento adequado e ajudar a eliminar o medo e a inibição[11] . Embora existam várias técnicas de modelação diferentes, geralmente é utilizada esta ordem de procedimentos:

-A atenção do doente é obtida.

-O comportamento desejado é modelado.

-A orientação física do comportamento desejado pode ser necessária quando se espera que o paciente imite o comportamento modelado.

-O reforço do comportamento orientado pode ser fornecido.

-O reforço de comportamentos que não necessitavam de orientação pode ser fornecido.

-O reforço do comportamento adequado iniciado pelo paciente sem modelação prévia pode ser fornecido. Como é evidente aqui, o reforço pode muitas vezes acompanhar a técnica de modelação.

A modelação demonstrou ser eficaz na facilitação de muitos comportamentos e na extinção de medos como as fobias de cobras e de altura. Evidências recentes mostraram que a modelação é igualmente eficaz na situação dentária. *Ghose e colaboradores* (1969) testaram o efeito da modelação em 75 pares de irmãos, em que o irmão mais novo tinha entre 3 e 5 anos de idade e o outro irmão era entre 1 e 11 anos mais velho. No grupo experimental (modelagem), o irmão mais novo observou vários procedimentos dentários a serem realizados no irmão mais velho durante duas consultas; a primeira, um exame, e a segunda, um procedimento de restauração; imediatamente a seguir, os mesmos procedimentos foram realizados no irmão mais novo. No grupo de controlo, nunca foi permitida a presença simultânea dos irmãos no bloco operatório. Assim, só no grupo experimental é que as crianças mais novas tiveram a oportunidade de observar os procedimentos de tratamento e o comportamento paciente-dentista antes de serem elas próprias tratadas. Ghose e colaboradores consideraram a diferença global no comportamento dentário entre os grupos experimental e de controlo altamente significativa; isto indica uma influência benéfica do irmão mais velho no comportamento global da criança mais nova. As crianças do grupo de modelagem mostraram um comportamento significativamente melhor durante a entrada no consultório, a preparação da cavidade e a inserção de amálgama. Nenhuma diferença significativa no comportamento pode ser atribuída à extensão da diferença de idade (1 a 11 anos) ou diferença de sexo entre os pares de irmãos[11] .

Os filmes também têm sido utilizados para modelar o comportamento dentário. *Adelson e colaboradores (1972)* relataram o efeito que um filme teve na mudança de atitude de crianças que anteriormente tinham medo do dentista. Foi registado um efeito benéfico na atitude de crianças com menos de 7 anos de idade após a visualização do filme de cinco minutos.

Adelson e Goldfried (1970) discutiram as vantagens e utilizações das técnicas de modelação no tratamento do doente dentário infantil. Eles disseram que, ao observar um modelo, uma criança é capaz de aprender padrões de comportamento complexos. A aprendizagem através da modelação é particularmente eficaz quando o observador está num estado de excitação, quando o modelo tem relativamente mais estatuto e prestígio, e quando estão associadas consequências benéficas ao comportamento do modelo.

Melamed e colaboradores (1975), avaliando o efeito de um filme sobre o comportamento real e não sobre a atitude, descobriram que as crianças que viram um filme de uma criança a lidar com sucesso com o tratamento de restauração mostraram um comportamento significativamente menos perturbador durante a restauração dos seus dentes do que um grupo de crianças que não tinha visto o filme.

Na situação de clínica privada, a modelação produz benefícios significativos com um esforço mínimo. Em vez de as crianças esperarem na sala de receção, onde podem ser influenciadas negativamente pela ansiedade materna sobre a situação dentária, podem ser levadas para o bloco operatório imediatamente após a chegada ao consultório, se estiver a ser tratado um doente adequado para servir de modelo. Obviamente, um paciente que demonstre um comportamento inadequado não seria um modelo desejado. Da mesma forma, quando os irmãos estão a ser tratados, podem ser trazidos para o bloco operatório em simultâneo **(Figura 12).**

Frequentemente descobrimos que o irmão modelo não deve ser necessariamente o mais velho, mas sim o menos ansioso. Nesses casos, os pacientes mais jovens podem não ter maior prestígio relativo do que o irmão mais velho, mas o irmão mais velho parece modelar o comportamento com uma atitude de "Se ele pode fazer isso, eu posso fazer isso!" Conforme postulado por Adelson e Goldfried, a técnica de modelagem parece funcionar especialmente bem na situação clínica. Vimos muitas vezes a modelagem ser usada com sucesso em instituições de ensino e clínicas de saúde de bairro, com vários consultórios num arranjo de baia aberta. A observação de vários modelos a serem submetidos simultaneamente a procedimentos dentários parece ter efeitos notáveis no paciente ansioso. *Rimm e Masters (1974)* explicaram a eficácia da modelagem múltipla com a afirmação: "Enquanto o cliente pode presumir que os modelos individuais têm alguns talentos especiais que lhes permitem ser destemidos, é menos provável que isso aconteça num grupo de modelos divergentes. Além disso, é provável que os modelos múltiplos variem ligeiramente nas formas em que demonstram comportamento destemido, proporcionando assim uma maior latitude de possibilidades de comportamento para o cliente"[11] .

GESTÃO DE CONTINGÊNCIAS

A gestão de contingências envolve a apresentação ou retirada de reforços para aumentar a frequência do comportamento desejado. Os reforçadores, por definição, aumentam sempre a frequência de um comportamento. Os terapeutas comportamentais recomendam que os reforçadores sejam dispensados apenas contingentemente, ou seja, um reforçador só deve ser dado depois que o comportamento desejado ocorrer. (Deve-se notar que este não é o significado mais comum associado à palavra "contingentemente"; é mais frequentemente associado a

dependência do acaso ou de condições incertas). Existem dois tipos de reforços, positivos e negativos. A apresentação contingente de um reforçador positivo ou a retirada contingente de um reforçador negativo aumentará a frequência de um comportamento. Assim, a frequência dos comportamentos desejados pode ser aumentada através da oferta de reforçadores positivos, por exemplo, presentes, elogios, etc.; ou através da retirada de reforçadores negativos, tais como repreensões ou ameaças[11] .

Os reforços podem ser classificados como materiais, sociais e de atividade. Em geral, os reforços materiais são talvez os mais eficazes para as crianças e são frequentemente prejudiciais para a saúde oral. O estado deplorável dos dentes das crianças revela muitas vezes o abuso parental de reforçadores de contingência como rebuçados, pastilhas elásticas, bolachas, etc. Os reforços sociais representam provavelmente a maioria de todos os reforços que afectam o comportamento humano. O elogio, as expressões faciais, a proximidade e o contacto físico são reforçadores eficazes porque as pessoas aprenderam a valorizar as outras pessoas[11] .

Elogio (reforço verbal)		
BOM	Exatamente	Ótimo
É isso mesmo	Bom trabalho	Groovy
Excelente	Bem pensado	Isso é interessante
Isso é inteligente	Obrigado	Estou satisfeito com isso
Mostra isto ao teu pai		Obrigado pela ajuda
Mostrar ao avô a sua fotografia		
EXPRESSÕES FACIAIS		
Sorrindo	Parecendo interessado	
Ganhar	A rir	
CONTACTO FÍSICO		
Tocar	Apertar a mão	Sentado ao colo
Abraçar	Dar a mão	Pintar a cabeça, o ombro

Rimm, D.C., e Masters, J.C. Behavior therapy: techniques e resultados empíricos. Nova Iorque, Academic Press, 1974

Um reforço de atividade para uma criança, como o privilégio de ter um amigo a passar a noite, actua como recompensa após a realização de outro comportamento, como limpar o quarto. Este tipo de reforço é exemplificado pelo princípio: "primeiro trabalhas, depois podes brincar".

REFORÇOS DE ACTIVIDADE	
Ver um filme	Começar primeiro
Ver televisão	Ir às compras
Acampamento ao ar livre	Brincar com o papá
Viagens de estudo	Sair para brincar
Estudar com um amigo	Jogar jogos com amigos
Ouvir música	Ficar acordado até tarde
Fazer uma festa	Ir para um acampamento ou férias

Alguns clínicos protestam contra o uso da gestão de contingências, chamando-a de uma forma de suborno. Acreditamos que essa é uma comparação imprópria, pois o suborno geralmente se refere a recompensas por comportamentos irresponsáveis, indesejáveis ou moralmente ofensivos. O reforço de contingência é mais precisamente comparado com conceitos como salário, bónus, comissões, elogios, aprovação ou prémios para comportamentos desejáveis. Para a modificação do comportamento a curto prazo, a gestão de contingências pode ser tão simples como fornecer ou retirar o reforço após a exibição dos comportamentos desejados. No entanto, se se pretende uma mudança comportamental a longo prazo, devem ser consideradas muitas variáveis na técnica. Algumas variáveis são o imediatismo e o horário do reforço, e a formação do novo comportamento.

O texto de *Rimm e Masters (1974)* oferece uma discussão completa sobre estes factores. Com demasiada frequência, são dadas recompensas materiais à criança no final de uma consulta dentária, independentemente do tipo de comportamento demonstrado. Esta prática pode ser

O uso de reforços materiais é contraproducente, uma vez que se recomenda que os reforços só sejam dispensados depois de o comportamento adequado ser exibido. *Kohlenberg e colaboradores (1972)* utilizaram vários sumos de fruta e cartões comerciais de atletas como reforçadores materiais num estudo dentário envolvendo pacientes com atraso mental. Eles relataram melhorias significativas no tempo em que as crianças abriam a boca e na necessidade de contenção física.

Embora a teoria behaviorista afirme que os reforços só devem ser dispensados após o comportamento adequado, um relatório de *Shapiro (1967)* discutiu as respostas altamente favoráveis das crianças a uma prenda pré-operatória de um "cêntimo mágico". Shapiro sugeriu que um presente pré-operatório pode ser mais significativo e útil do que um brinquedo pós-operatório dado como recompensa.

No tratamento odontológico de crianças, o maior benefício derivado do manejo de contingências decorre do uso de reforçadores sociais. O paciente ansioso pode ser tranquilizado com esses reforçadores, a criança hesitante ou inexperiente pode ter seu comportamento moldado através de um processo de aproximações sucessivas seguidas por esses reforçadores, e o paciente cooperativo pode ser encorajado e motivado a novos patamares de interesse através do uso de reforçadores sociais. Os reforçadores sociais, como um aperto de mão, um sorriso ou um elogio, devem ser distribuídos ao longo de cada consulta odontológica de forma sincera, após o comportamento adequado do paciente **(Figura 13).**

A concentração do dentista numa tarefa mecânica não deve ser tal que as outras necessidades do doente sejam negligenciadas. Durante o tratamento dentário, ocorrem numerosas ocasiões em que o dentista pode expressar apreço por comportamentos definitivos do doente, por exemplo, ficar quieto, abrir a boca, aplicar medidas correctas de higiene oral, etc. É apenas necessário que o dentista perceba como estes reforços sociais influenciam as suas próprias actividades diárias noutros aspectos da sua vida para apreciar o seu impacto numa prática dentária[11] .

O reforço de actividades tem, no entanto, alguma aplicação no consultório dentário devido à curiosidade imanente das crianças. Alguns exemplos incluem: se o comportamento de uma criança for satisfatório, pode ser-lhe permitido observar o tratamento num espelho de mão; algumas crianças gostam de injetar a solução anestésica remanescente no cúspide depois de completarem a sua própria injeção; e muitas gostam de participar em vários procedimentos, tais como segurar instrumentos e fazer os ajustes necessários no equipamento dentário **(Figura 14).**

- **DIZER JOGAR FAZER**

A técnica TPD baseia-se na teoria da aprendizagem, em que a troca de pensamentos e o intercâmbio bidirecional de informações têm lugar, através da realização de tratamentos dentários em brinquedos que imitam os dentes, em que a criança compreende o quadro de referência do dentista e se sente mais confortável, desenvolve um comportamento cooperativo e também desenvolve um sentimento de confiança, juntamente com a redução do medo e da ansiedade[48] .

A criança foi encaminhada para a sala de jogos, onde estavam dispostos brinquedos com instrumentos dentários personalizados e uma personagem de desenhos animados com a boca bem aberta (**Figura 15**). O pessoal dentário treinado explicou todos os objectos dentários personalizados utilizando eufemismos e procedimentos apropriados em frases adequadas ao nível de desenvolvimento da criança e permitiu que esta segurasse instrumentos de imitação dentária, incluindo uma seringa, para brincar e realizar procedimentos dentários na personagem de desenho animado. O ruído do airotor foi incorporado no objeto dentário, assemelhando-se a um efeito sonoro clínico

A modificação competente de TSD para TPD é significativamente mais eficaz do que a modelação em direto na redução não só da frequência cardíaca (índice fisiológico) mas também do comportamento cooperativo (FIS e VS).

Vishwakarma *et al.*, em 2017, compararam e avaliaram a eficácia da técnica TPD personalizada com a modelagem ao vivo para a gestão do comportamento das crianças, resultando que a TPD é eficaz na redução do medo e da ansiedade das crianças em relação ao tratamento dentário, as crianças gostam de brincar com o objeto dentário personalizado.

Noventa e oito crianças com idades entre os 5 e os 7 anos foram inscritas no estudo e distribuídas aleatoriamente por dois grupos. Fase I: primeira visita. Grupo I - as crianças foram condicionadas a receber vários procedimentos dentários utilizando modelos vivos seguidos de profilaxia oral. Grupo II - a técnica TPD foi introduzida com objectos dentários de brincar personalizados, seguida de profilaxia oral. Fase II: segunda visita. Após 7 dias de intervalo, todos os sujeitos do estudo foram submetidos a tratamento restaurador rotatório. A frequência cardíaca, a Escala de Imagem Facial (EIF) e o índice de Venham-6 pontos foram utilizados antes da intervenção, após a intervenção e durante o procedimento dentário para quantificar o comportamento ansioso. Todas as 98 crianças após a intervenção foram submetidas a profilaxia oral na primeira visita e a tratamento restaurador rotativo na segunda visita. A média da frequência de pulso, FIS e pontuações da escala de Venham foram significativamente mais baixas entre as crianças que receberam a intervenção TPD quando comparadas com as que receberam a intervenção de modelagem ao vivo. *O teste* t não pareado com um nível de significância de 5% foi considerado como significância estatística. Conclusões: O TPD é eficaz na redução do medo e da ansiedade das crianças em relação ao tratamento dentário e as crianças gostam de brincar com objectos dentários personalizados. Assim, para promover o comportamento adaptativo, o TPD pode ser uma técnica alternativa de modificação comportamental durante a odontopediatria[48] .

PERGUNTAR-DIZER-PERGUNTAR

Esta técnica envolve perguntar sobre a visita do paciente e os seus sentimentos em relação a quaisquer procedimentos planeados (perguntar); explicar os procedimentos através de demonstrações e linguagem não ameaçadora adequada ao nível cognitivo do paciente (dizer); e perguntar novamente se o paciente compreende e como se sente em relação ao tratamento iminente (perguntar). Se o doente continuar a ter preocupações, o dentista pode abordá-las, avaliar a situação e modificar os procedimentos ou as técnicas de orientação comportamental, se necessário.

Os objectivos do ask-tell-ask são os seguintes

- avaliar a ansiedade que pode levar a um comportamento não complacente durante o tratamento;

- ensinar o doente sobre os procedimentos e a forma como vão ser efectuados; e

- confirmar se o doente se sente confortável com o tratamento antes de prosseguir[45] .

- Indicações: Pode ser utilizado em qualquer doente capaz de dialogar.

- Contra-indicações: Nenhuma

SUBSTITUIÇÃO DA RECICLAGEM

Para uma criança que tenha sofrido várias intervenções médicas ou que tenha tido más experiências dentárias anteriores, é muitas vezes necessário um novo treino. Esta criança é geralmente potencialmente cooperativa, mas tem alguma apreensão ou medo. Para a maioria das crianças, apenas um aspeto do tratamento é verdadeiramente o evento antecedente do seu medo, mas qualquer intervenção dentária está negativamente ligada a essa experiência. Essencialmente, o objetivo é desvincular as associações negativas e desassociar os comportamentos negativos. A criança deve compreender que alguns eventos são, de facto, bastante simples. O prestador de cuidados deve reaclimatizar a criança às várias intervenções terapêuticas de forma faseada. A comunicação e as aproximações sucessivas são muito úteis para este efeito. Os termos devem ser redefinidos e a confiança deve ser reconstruída. Uma vez estabelecida uma boa relação, a reciclagem pode ser bem sucedida[53] .

Existem provas de que a informação fornecida sobre um acontecimento clinicamente relevante, depois de este ter ocorrido, pode influenciar tanto a memória desse acontecimento como o futuro. Até à data, apenas um estudo de *Pickrell JE et al. (2007)* foi realizado num contexto dentário, com o objetivo de reestruturar as memórias de medo e dor de crianças de 6-7 anos de idade que recebem tratamento de restauração. Nesse estudo, uma intervenção composta por quatro componentes tentou alterar as cognições em torno de uma experiência dentária. No início da segunda consulta de um curso de cuidados, as crianças foram: (1) mostraram fotografias de si próprias a sorrir durante a primeira visita, duas semanas antes; (2) pediram-lhes que verbalizassem aos pais o quão corajosas tinham sido anteriormente; (3) deram exemplos concretos dos seus comportamentos positivos anteriores; e (4) deram-lhes um sentimento de realização pelo seu esforço passado. Após a segunda visita, as crianças do grupo de intervenção tinham diminuído a memória do medo e da dor da primeira visita e tinham melhorado consideravelmente o seu comportamento. Sugere-se que esta abordagem é facilmente adaptável à prática clínica e pode ser utilizada como uma técnica preventiva de gestão do comportamento e também como um recurso em caso de fracasso das técnicas tradicionais de gestão do comportamento

A generalização de estímulos refere-se à tendência de um indivíduo para responder a estímulos aos quais foi pré-condicionado. Se o estímulo original e o novo forem muito semelhantes, então a generalização será muito grande. Se uma criança teve uma experiência desagradável num consultório dentário e depois é levada para um consultório diferente, onde há um dentista diferente e uma equipa e um ambiente completamente diferentes, a criança ainda tende a generalizar que um acontecimento desagradável ocorrerá nesse novo consultório dentário. Estes estímulos são suficientemente semelhantes para produzir esta resposta.

As generalizações ocorrem de várias formas. Por exemplo, a generalização mediada envolve um nível linguístico. O exemplo clássico é a etiqueta linguística "médico". Considere-se, por exemplo, uma criança que tenha sido levada a um médico para levar pontos numa perna ferida num acidente de bicicleta. Foi uma experiência desagradável e, um mês depois, a criança é levada ao dentista. Ambos os consultórios, o do médico e o do dentista, têm agora o mesmo significado para a criança, produzindo assim ansiedade e apreensão. Para a criança pequena, os rótulos linguísticos são a base de muitas generalizações. É por isso que é importante ter cuidado na seleção das palavras e frases utilizadas na doutrinação do novo paciente dentário infantil.

- Indicações: Pode ser utilizado em pacientes que tiveram uma visita negativa ou difícil ao dentista.

- Contra-indicações: Nenhuma.

ESTABELECER DIRECTRIZES DE COMPORTAMENTO

Muitas crianças têm curiosidade em conhecer o equipamento dentário. Neste caso, o dentista reconheceu a curiosidade da criança. No entanto, muitas crianças utilizam a sua curiosidade para atrasar o tratamento. Por esta razão, o dentista também estabeleceu uma diretriz comportamental[53] .

O comportamento clínico da maioria das crianças segue um padrão, e as tácticas de adiamento podem fazer parte do padrão. Se esse comportamento for anotado na ficha do paciente, a equipa dentária está preparada para lidar com o problema se este se repetir.

Por exemplo:

1. A criança que diz repetidamente "quero a mamã" atrasa frequentemente o tratamento. Se a regra for que os pais permaneçam na área de receção, a criança deve ser informada
que esta é a regra para as crianças mais velhas", e tu estás a ficar mais velho". Responder repetidamente a esta afirmação reforça o problema e agrava-o.

2. A criança que quer ir à casa de banho também pode estar a usar uma tática de adiamento. Esta situação repete-se frequentemente em cada consulta. Nestes casos, se for anotado na ficha, um membro da equipa dentária pode levar ou encaminhar a criança para a casa de banho antes do tratamento. Depois, a criança é informada sobre a "regra de não ir à casa de banho" se o comportamento se repetir.

9) GESTÃO DE CRIANÇAS DE TENRA IDADE EXTREMAMENTE POUCO COOPERANTES

Algumas crianças aprenderam que, através da resistência física, do choro ou do desafio verbal, podem evitar a experiência, e podem usar estas tácticas para resistir ao tratamento dentário. Embora fisicamente saudáveis, por vezes são extremamente pouco cooperantes no consultório dentário, e o clínico tem dificuldade em estabelecer comunicação com elas. Este tipo de problema de comportamento desafia o dentista, que deve analisar a situação e reagir adequadamente[53] .

- **DELIMITAÇÃO DO PROBLEMA**

A primeira etapa da gestão consiste em estabelecer uma comunicação com a criança para que a modelação do comportamento possa ter lugar. Para o conseguir, são possíveis várias abordagens. Por exemplo, alguns dentistas planeiam inicialmente fazer pouco, mas proporcionar várias consultas introdutórias para que a criança se possa habituar ao ambiente dentário.

O tratamento sob anestesia geral é outra alternativa, mas a maioria dos pedodontistas concorda que este seria um último recurso desesperado, e embora o tratamento dentário seja fornecido, o problema de comportamento permanece. Assim, restam três estratégias básicas para acalmar e estabelecer comunicação com a criança extremamente não cooperativa. Estas são a separação, o condicionamento aversivo e a hipnose. A seleção da estratégia a utilizar depende de uma série de factores, tais como a gravidade do problema de comportamento, a atitude dos pais, a atitude e formação do dentista e a quantidade de tratamento necessário.

- **ESTRATÉGIA DE SEPARAÇÃO**

Muitos dentistas descobriram que, quando as crianças demonstram rebeldia e resistência no momento do seu primeiro contacto com o dentista, separar a criança dos pais e levar o doente da sala de receção para o bloco operatório resulta numa cessação imediata do comportamento inaceitável. A resistência parece terminar quando a criança se apercebe de que já não existe simpatia ou apoio por parte dos pais[53] .

Se a criança for suficientemente pequena para ser transportada ao colo, o dentista pode transferi-la para o bloco operatório desta forma. O contacto corporal parece aumentar a confiança de algumas crianças. Durante a transferência, o dentista, cuja boca é colocada perto da orelha da criança, deve dizer, "pára de chorar!". Muitas vezes, isto tem que ser dito várias vezes enquanto se segura a criança com firmeza. Em muitos casos, a comunicação será estabelecida nesta altura, e um programa de modelação do comportamento pode ser efetivamente iniciado.

- **CONDICIONAMENTO AVERSIVO (HOME)**

O método de condicionamento aversivo de modificação de comportamento é muitas vezes referido como a técnica mão-sobre-boca (HOM). O seu objetivo é obter a atenção da criança para que se possa estabelecer comunicação e obter cooperação para um curso de tratamento seguro[53] .

Um dos primeiros a descrever o seu uso foi McBride em 1930. Nos últimos anos, vários pedodontistas e educadores dentários têm apoiado e descrito a técnica na literatura. Lampshire (1975) referiu-se ao HOM como terapia de surpresa emocional, e Levitas (1974) chamou-lhe a técnica HOME, um acrónimo de hand-over-mouth exercise (exercício de mão sobre a boca). Kramer (1973) rotulou-a de aversão. Lenchner e Wright (1975) chamaram-na de condicionamento aversivo porque a técnica se encaixa nas leis da teoria da aprendizagem: atos mal-adaptativos (brigas e gritos) estão ligados à restrição, e o comportamento cooperativo está relacionado à remoção da restrição e à utilização de reforço positivo.

A necessidade de condicionamento aversivo é geralmente revelada na altura do exame inicial. A criança muito pouco cooperante pode apresentar um comportamento altamente negativo na área da receção, durante a parte inicial do procedimento operatório, ou na fase radiográfica da consulta. Por outro lado, uma criança pode cooperar até chegar o momento de administrar um anestésico local, quando o condicionamento aversivo pode tornar-se necessário para que a injeção possa ser administrada com segurança.

A utilização prudente implica que o dentista esteja em completo controlo das suas próprias emoções quando aplica o condicionamento aversivo. Se não for capaz de manter a calma e controlar o seu comportamento pessoal, o dentista deve recorrer a outros métodos de gestão. A maioria dos dentistas que utilizam a técnica admite um aumento da sua própria frequência cardíaca

durante a experiência. Isto não significa, no entanto, que eles não estejam em total controlo do seu próprio comportamento. Utilizado corretamente, o HOM pode ser uma forma segura e eficaz de gerir o problema de comportamento extremamente difícil.

Indicações - 3 a 6 anos de idade,

Criança saudável que consegue compreender, mas que apresenta rebeldia e comportamento histérico durante o tratamento, uma criança que consegue compreender uma comunicação verbal simples, Crianças com comportamento incontrolável.

Contra-indicações

- Criança imatura

- Quando impede a criança de respirar

- Quando o dentista está emocionalmente envolvido com a criança

TÉCNICA (Figura 16)

Pode ser resumido da seguinte forma:

1. No bloco operatório, a criança é colocada firmemente na cadeira dentária (sem bater com o corpo) enquanto o dentista se senta no banco.

2. Se a criança bater ou se debater, tanto o assistente dentário da cadeira como o dentista podem imobilizar o doente.

3. Se a criança continuar a resistir fisicamente e a gritar ou chorar, não está a haver comunicação. O dentista coloca então uma mão sobre a boca da criança para abafar o nariz. Ao mesmo tempo, na proximidade do doente, o dentista diz calma mas firmemente: "tens de parar de chorar. Não é permitido chorar aqui. Queremos ver os teus dentes".

4. Em muitos casos, esta abordagem súbita e firme é uma surpresa para a criança, e ocorre uma mudança imediata de atitude. Assim que o doente deixa de resistir, o dentista deve retirar a mão e reforçar o comportamento melhorado, dizendo: "está bem. Vais ser um bom doente. Gosto de ti".

5. Se a criança retoma o comportamento inaceitável quando a mão é retirada, podem ser feitas mais uma ou duas tentativas para modificar o comportamento, colocando novamente a mão sobre a boca para abafar o ruído e estabelecer a comunicação.

6. Se a colocação da mão sobre a boca não for bem sucedida, uma modificação da técnica consiste em fechar a via aérea colocando a mão sobre a boca com o polegar e o indicador a fechar ligeiramente as narinas (HOMAR) **(figura 17).** Em muitos casos, a criança, que até então era extremamente resistente, torna-se cooperante. Mais uma vez, esta mudança de comportamento é reforçada por elogios verbais.

7. Outras variações desta técnica incluem uma toalha colocada apenas sobre a boca **(Figura 18)** e uma toalha colocada sobre a boca e o nariz[49] **(Figura 19).**

Tal como descrito por Craig [1971], o objetivo da técnica é obter a atenção de uma criança para permitir a comunicação. Rombom [1981] argumentou que a técnica é melhor descrita como um procedimento do que como uma técnica aversiva. Pode ser mais bem descrita em termos de reforço negativo, em que o comportamento da criança de parar de protestar e ficar calada é reforçado pela cessação do incómodo de não poder protestar em voz alta e de ter os membros imobilizados. Verificou-se que as crianças não se lembram nem são afectadas por experiências de mão sobre a boca/contenção [Barton et al., 1993], mas num inquérito realizado no Reino Unido 51% dos dentistas pediátricos inquiridos consideraram que a criança passaria a recear o tratamento dentário se fosse utilizado o HOM [Newton et al., 2004].

A legalidade do uso da mão sobre a boca e outras formas de contenção no sistema legal dos EUA foi discutida [Bowers, 1982; Klein, 1987]. A situação legal sobre o uso da MH não foi avaliada nos sistemas legais europeus, com exceção de um caso na Grã-Bretanha, onde o dentista em questão foi considerado inocente. A HOM, embora muito eficaz quando usada corretamente, já não é aprovada pela Academia Americana de Odontopediatria (AAPD) [Guidelines, 2008].]. No entanto, um inquérito recente de 2.600 membros da AAPD registou que 350 dos 704 inquiridos (50%) acreditavam que o HOM ainda era uma técnica aceitável [Oueis et al., 2010]. Ela continua a ser uma técnica muito controversa.

➢ CONTROLO DE VOZ

O controlo vocal é uma técnica de punição que envolve uma alteração controlada do volume, tom ou ritmo da voz que, mais especificamente, equivale a emitir comandos em voz alta para reduzir o comportamento disruptivo de uma criança. A *American Academy of Pediatric Dentistry* (2008) recomenda o controlo da voz como uma abordagem para influenciar e dirigir o comportamento das crianças. Isto é consistente com as conclusões do

Reino Unido, que indicam que muitos dentistas se sentem confortáveis com o uso do comando de voz e o utilizam frequentemente, e com as provas dos dentistas dos EUA, que indicam que o comando de voz é preferido como primeira alternativa ao agora inaceitável exercício de passar a mão pela boca como técnica de gestão do comportamento. Embora existam algumas provas que indicam a eficácia do comando de voz, a alteração das expectativas da sociedade sobre a forma como as crianças podem ser tratadas de forma aceitável pode atenuar a sua utilização. Também é relevante a forma como as crianças se sentem em relação ao controlo vocal. Um estudo realizado por *Davies EB et al. (2013)* com crianças em Inglaterra revelou não só uma baixa aceitabilidade (29%), mas também uma inaceitabilidade relativamente elevada (29%), sendo as crianças com mais medo as que menos aceitaram a técnica. Dada a importância da confiança na gestão de crianças com medo dentário, é importante ponderar não só a eficácia estimada da técnica e a sua aceitabilidade pelos pais, mas também avaliar o efeito que o controlo vocal pode ter na questão mais vasta do nível de confiança da criança no dentista. É certo que alguns adultos com fobia dentária expressam preocupações relacionadas com a impotência social associada ao embaraço ou à desconfiança em relação aos comportamentos do dentista, muitas vezes resultantes do facto de terem sido mal tratados por um dentista anterior. Se a utilização de uma voz levantada funciona a curto prazo para obter a colaboração da criança na cadeira do dentista, mas leva a sentimentos duradouros de ressentimento e desconfiança na criança, o processo pode fazer mais mal do que bem quando se trata de gerir a ansiedade dentária. Certamente, mais pesquisas são necessárias nesta área antes que recomendações definitivas possam ser feitas[39] .

Esta técnica foi brevemente mencionada na secção sobre a comunicação, uma vez que se trata de uma técnica de comunicação. É também uma técnica de gestão. Pode haver uma distinção ténue entre a comunicação e a gestão do doente. O objetivo geral da comunicação é transmitir compreensão, enquanto que o da gestão do paciente é encorajar o comportamento cooperativo. Quando se utiliza o comando de voz para a gestão, são usados comandos repentinos e firmes para chamar a atenção da criança ou para a fazer parar o que quer que esteja a fazer. Quando o dentista tem a atenção da criança, a conversa deve voltar a um tom mais calmo. Uma conversa monótona e tranquilizadora deve funcionar como uma música relaxante para criar o ambiente[53] .

Chambers (1976) teorizou que o controlo de voz é mais eficaz quando usado em conjunto com outra comunicação, como bater no peito de uma criança ou bater palmas bem alto. Nestes casos, o que é importante é o que se ouve, porque o dentista está a tentar influenciar o comportamento diretamente e não através da compreensão. Uma ordem súbita para "parar de chorar e ouvir-me" pode ser uma medida preliminar necessária, preparando o caminho para uma comunicação futura. A mesma mensagem gritada numa língua estrangeira seria provavelmente igualmente eficaz para parar o comportamento perturbador do doente que está a impedir uma comunicação adequada[53] .

Turner et al. (1988) realizaram um dos poucos estudos para determinar a eficácia do controlo vocal. Os sujeitos do estudo, com idades compreendidas entre os três e os sete anos, foram avaliados como tendo potenciais problemas de gestão e foram distribuídos aleatoriamente por um grupo experimental (grupo de controlo vocal) ou por um grupo de controlo (sem controlo vocal). Foi efectuado um tratamento restaurativo e as sessões de tratamento foram gravadas em vídeo. Sempre que o comportamento interferiu com o tratamento, o dentista usou tons de voz firmes. No grupo sem controlo de voz, se as crianças se comportassem mal, o dentista pedia-lhes que desistissem com uma voz normal, de conversação. Os investigadores verificaram que as crianças do grupo com controlo vocal apresentavam um comportamento menos perturbador imediatamente após a utilização de uma voz firme do que as do grupo sem controlo vocal. Este é um dos poucos estudos a fornecer dados empíricos sobre esta técnica.

A *Academia Americana de Odontopediatria (2012)* afirmou de forma concisa que as directrizes de controlo da voz são (1) para obter a atenção e a conformidade do doente, (2) para evitar comportamentos negativos ou de evitamento, e (3) para estabelecer os papéis adulto-criança. Este último refere-se ao estabelecimento de autoridade ao lidar com o doente infantil não cooperante e desatento, mas comunicativo. O dentista, no entanto, deve perceber que esta técnica não é aceitável para todos os pais. No *estudo de Eaton (2005),* o controlo da voz estava na faixa inferior de aceitabilidade; por isso, se um dos pais estiver presente, deve ser previamente informado sobre a técnica[53] .

➢ HIPNOSE EM MEDICINA DENTÁRIA PARA CRIANÇAS

A hipnose em medicina dentária tem um objetivo e uma utilização bastante diferentes da hipnose popularizada pelos hipnotizadores de palco. Os indivíduos não perdem completamente o seu auto-controlo. Além disso, não é uma condição de sono. Embora seja útil que o sujeito feche as vestes por vezes, isso nem sempre é necessário. Em vez disso, a hipnose é apresentada como um meio de alterar o comportamento em padrões através das acções do dentista ou de instruções verbais. É um "estado físico, mental ou emocional de consciência aumentada".[51]

FASES HIPNÓTICAS

São reconhecidos três estádios hipnóticos principais ou níveis de transe. São eles o transe ligeiro, o transe médio e o transe profundo. Segue-se uma classificação simples e abreviada dos níveis de hipnose, com exemplos de sugestões aceites.

TRANÇA LIGHT

1.relaxamento

2. fecho de olhos

3. abrandamento da atividade muscular.

4. capacidade de efetuar sugestões pós-hipnóticas simples.

TRANÇA MÉDIA

5.anestesia com luvas.

6. amnésia parcial.

7. catalepsia de toda a musculatura esquelética.

TRANSE PROFUNDO OU SONAMBÚLICO

8. capacidade de abrir os olhos sem afetar o transe.

9. anestesia pós-hipnótica.

10.sugestões pós-hipnóticas bizarras.

11.alucinações positivas.

12.alucinações negativas.

13.sentimento subjetivo de distanciamento.

SELECÇÃO DE DOENTES

IDADE

Uma preocupação de quase todos os clínicos tem sido: "Esta técnica pode ser aplicada ao paciente jovem?" Sim, no entanto, é impossível afirmar com precisão uma idade definida a partir da qual uma criança pode ser hipnotizada, porque o fator idade está relacionado com (1) a necessidade da hipnose, (2) a situação aplicada e (3) a capacidade do médico que utiliza a técnica.Uma criança que chora e que magoou um dedo da mão ou do pé pode voltar a brincar beijando o dedo ou esfregando o pé e dizendo: "agora vai sentir-se melhor, podes voltar a brincar". Da mesma forma, esta abordagem pode ser utilizada com crianças de dois a três anos num consultório dentário. Isto é hipnose. Com uma compreensão e um conhecimento adequados da comunicação e da motivação, os dentistas podem hipnotizar eficazmente crianças de três e quatro anos.

INTELIGÊNCIA

O intelecto do paciente é um fator importante na hipnose, uma vez que se encontram dificuldades nas técnicas hipnóticas com pacientes que não possuem capacidades compreensivas ou imaginativas. Os pacientes inteligentes e com boa concentração são os melhores sujeitos. Assim, antes de considerar a hipnose, é importante verificar se a criança é lenta, normal ou avançada. A idade mental é de importância primordial.

PERSONALIDADE

Uma vez que se trata de indivíduos, é extremamente difícil descrever uma personalidade típica que se presta à hipnose. No entanto, é possível notar certos traços em bons sujeitos para a hipnose. As crianças que parecem ter fé e confiança no praticante são os sujeitos preferidos. Uma criança curiosa e imaginativa é geralmente recetiva às sugestões. As crianças desafiantes com estas características são surpreendentemente boas cobaias quando tratadas com uma técnica de indução súbita, confusa e firme.

SITUAÇÃO

A condição de aplicação da hipnose tem, sem dúvida, uma influência nos resultados. Qualquer comunicação prévia que estabeleça uma boa relação aumenta as possibilidades de resultados favoráveis. Quando o paciente pede ajuda, ou reconhece a necessidade de ajuda, as hipóteses de sucesso da hipnose aumentam. Normalmente, quanto maior for a necessidade, melhores serão os resultados. Um paciente à espera de hipnose é um sujeito ideal e, portanto, apresenta uma situação ideal.

PRINCÍPIOS GERAIS DA TÉCNICA DE INDUÇÃO DA HIPNOSE[51]

Existem oito princípios básicos relacionados com a indução hipnótica:

1.**captar a atenção do paciente**: este é o primeiro passo, e é obrigatório. Quando a atenção está concentrada numa ideia, a ideia tende a concretizar-se.

2.**motivar o doente: existem** inúmeras formas de motivar o doente a cooperar. Por vezes, isso pode ser conseguido antes da visita ao dentista; os pais ou o pessoal do consultório podem ajudar antes de o dentista se encontrar com o doente. Se isto não for feito, a responsabilidade passa a ser do dentista. Ao motivar o doente, a sua consciência deve ser direccionada para as recompensas resultantes da cooperação.

3. **estabelecer a confiança do paciente:** o paciente informado é um sujeito melhor. Utilize o que o doente está realmente a fazer, a pensar ou a querer.

Se disser ou fizer algo que o paciente reconheça como sendo verdadeiro ou factual, ele ganhará confiança em si. Comece por aproveitar os resultados de pequenas sugestões e confidências, e depois aumente a dificuldade da sugestão quando a confiança do paciente estiver estabelecida.

4.**utilizar sugestões indirectas:** sempre que possível, evitar afirmações directas sobre sugestões de orientação direta. Contorne o problema abordando indiretamente a necessidade imediata que pretende satisfazer e, em seguida, dirija-se lentamente para a ação ou padrão de comportamento desejável.

5.**usar a repetição:** as instruções são repetidas frequentemente até que o doente compreenda perfeitamente o que deve ser feito, o que vai fazer e o que se espera dele.

6. **usar a imaginação do doente**: o doente deve ser capaz de imaginar o que lhe está a ser pedido para fazer ou pensar. Quando a "imaginação" e a "vontade" estão em conflito, a imaginação geralmente ganha. No entanto, é melhor dirigir a imaginação de uma pessoa para áreas em que a imaginação e a vontade são capazes de cooperar.

7. **associar uma emoção a uma sugestão sempre que possível:** podem ser utilizadas emoções como reacções a recompensas, felicidade, sentir-se bem, sofrer, gostar, saborear e sentir. Elas encorajam ou aumentam o desejo do paciente e a sua capacidade de cooperar efetivamente.

8.**ter uma atitude positiva**: na maioria dos casos, os padrões de comportamento dos doentes são alterados de forma mais eficaz se lhes for dada permissão para passarem de um padrão de comportamento ou atitude para outro. No entanto, é um facto que alguns respondem melhor a uma personalidade ligeiramente dominadora. O terapeuta deve usar o seu discernimento. Em todas as circunstâncias, no entanto, a atitude do dentista é muito importante. Ela deve ser positiva. Os indivíduos tendem a mover-se para este tipo de atitude.

PREPARAÇÃO DA CRIANÇA PARA A INDUÇÃO[51]

O primeiro passo na preparação hipnótica consiste em eliminar as ideias erradas. Isto consegue-se visitando ou relacionando-se com a criança. As crianças pequenas raramente apresentam os problemas dos pacientes mais velhos: têm menos ideias erradas. Assim, a preparação é geralmente mais fácil e mais rápida para as crianças pequenas.

O segundo passo é preparar um ambiente que envolva o estabelecimento de directrizes de comportamento. Explicar ao doente o que se espera, o que ele deve fazer e como deve cooperar.

Por vezes, é útil que o médico elabore as suas observações. A demonstração em si próprio mostra ao paciente como é que ele vai parecer e agir quando estiver hipnotizado. Devem ser utilizados termos e situações que possam ser recordados ou imaginados pelo paciente.

A última fase de preparação tem por objetivo criar confiança no paciente. O paciente faz o trabalho. Tudo o que acontece é porque ele o faz. Isto é sublinhado e substituído frequentemente. Ocasionalmente, é necessário sugerir que ele não se esforce demasiado, mas que "deixe acontecer".

Técnica

- *Preparação do doente:* É importante obter o consentimento informado dos pais e da criança, de acordo com a Lei da Criança de 1989, que estabelece que os desejos e sentimentos das crianças devem ser incorporados na decisão que lhes diz respeito. Deve ser dada uma explicação verbal simples sobre a hipnose e devem ser respondidas todas as perguntas que os pais ou a criança possam ter.

- *A indução hipnótica:* A hipnose começa com uma técnica de indução. O objetivo é descontrair o paciente e incitá-lo a concentrar-se. A indução tem essencialmente três partes:

1. Concentrar a atenção do sujeito num estímulo de uma modalidade específica, que pode ser visual, como uma luz de focagem segurada numa mão estendida, ou uma sensação corporal, como calor, frio, formigueiro.

2. Dar instruções repetidas que sugerem descontração e conforto.

3. A associação da focalização e da sugestão para desenvolver um efeito mais poderoso, por exemplo, com cada respiração sente-se mais relaxado.

- *Aprofundamento:* O aprofundamento do estado hipnótico implica a utilização sequencial de três ou quatro induções diferentes.

A utilização de uma série de induções diferentes, centrando a atenção da criança em diferentes modalidades, permite ao clínico avaliar a forma como a criança reage e selecionar o método mais adequado.

- *Sugestão pós-hipnótica:* Estas sugestões dadas pelo clínico durante a hipnose têm como objetivo alterar os sentimentos, pensamentos e comportamento do paciente posteriormente, por exemplo, a sugestão de que o paciente ficará relaxado, calmo e confiante após o tratamento ou que na próxima visita a experiência hipnótica será mais profunda, mais fácil e rapidamente induzida.

- *Alteração do paciente após a terapia:* Trata-se de um processo que consiste em fazer o paciente sair do estado hipnótico e reorientá-lo para o seu ambiente normal. Informar o paciente de que, ao contar de um a cinco, a sua pálpebra ficará mais clara e abrirá ao contar cinco.

RAZÕES PARA O INSUCESSO DA INDUÇÃO

1.as crianças recorrem a queixas sobre padrões de comportamento negativos para alcançar um resultado desejado. Uma mudança de comportamento já não produzirá o resultado desejado, que pode ser evitar o tratamento.

2. os doentes têm medos muito definidos e podem não estar preparados para mudar. Dependendo das circunstâncias, este comportamento pode ser frequentemente alterado. O medo pode ser real ou imaginário. No entanto, a indução falha se o medo não for identificado na fase de preparação.

3.a falta de motivação positiva pode ser mal avaliada. Se o dentista não dedicou tempo para motivar corretamente o doente, o processo de indução será prejudicado.

4. à semelhança do que é exigido noutras técnicas, pode ser necessário um elevado grau de competência do dentista para uma indução específica. embora o operador possa ter competências para gerir muitas situações, algumas ocorrências particulares podem estar para além das suas capacidades.

5. os conflitos de personalidade entre o dentista e o paciente ocorrem de vez em quando. Assim, um dentista pode não conseguir hipnotizar uma criança, enquanto outro pode ter sucesso. A falta de confiança no dentista leva frequentemente a uma rutura da relação com o paciente.

APLICAÇÕES DA HIPNOSE EM MEDICINA DENTÁRIA PARA CRIANÇAS

Pode ser utilizado:

1. alterar situações de medo e ansiedade. Algumas crianças ficam nervosas, agitadas ou apreensivas quando se aproximam da sua primeira consulta dentária. Se o dentista, através de acções ou palavras, alterar o comportamento do paciente de modo a que este fique menos nervoso, agitado, apreensivo e receoso, então a hipnose foi utilizada de forma benéfica.

2. para ajudar ao relaxamento, quando a hipnose é utilizada eficazmente, observa-se um relaxamento dos músculos do rosto e também do resto do corpo.

3. mudar padrões de comportamento negativos. O comportamento desafiante pode frequentemente ser gerido através de uma técnica de indução de confusão.

4. diagnosticar e corrigir hábitos. É possível determinar as causas da sucção dos dedos, do bruxismo e de outros hábitos orais.

5. para controlar a salivação excessiva. Quando aplicada corretamente, a hipnose pode controlar o fluxo salivar.

6. como um "anestésico tópico emocional" eficaz. Permite a inserção de agulhas sem dor.

7. como procedimento de controlo da dor. Uma vez que o medo e a dor estão inter-relacionados, a redução do medo ajuda a eliminar a interpretação da dor. O volume de anestésico pode ser reduzido ou completamente eliminado.

8. para programar os pacientes, a sugestão pós-hipnótica pode influenciar as atitudes do paciente em relação à medicina dentária. As futuras consultas de medicina dentária podem ser mais agradáveis através da utilização desta técnica[51] .

➢ ESTABILIZAÇÃO PROTECTORA

A imobilização parcial ou total do doente é, por vezes, uma forma necessária e eficaz de diagnosticar e prestar cuidados dentários a doentes que necessitam de ajuda para controlar as suas extremidades. A imobilização também é útil para gerir pacientes combativos e resistentes, de modo a que o paciente, o médico ou o pessoal dentário possam ser protegidos de lesões durante a prestação de cuidados. Os pais devem ser informados e o consentimento deve ser documentado, antes de a imobilização ser utilizada, e devem compreender claramente o tipo de imobilização a utilizar, a justificação e a duração da utilização. A Norma de Cuidados para a Gestão do Comportamento da Academia Americana de Odontopediatria, revista em maio de 1996, indica que a necessidade de diagnosticar e tratar, bem como de proteger a segurança do doente e do profissional, deve justificar a utilização da imobilização. Esta decisão deve ter em conta o desenvolvimento emocional do paciente, considerações físicas e médicas, necessidades dentárias, outras modalidades comportamentais alternativas e a qualidade dos cuidados dentários. A terminologia mais antiga de restrições físicas foi substituída pelo termo imobilização médica ou estabilização protetora, porque não estamos apenas a amarrar a criança à cadeira, minimizando os seus movimentos. A ideia é imobilizar a criança, beneficiando e protegendo tanto a criança como o dentista[49] .

Indicações para a utilização de imobilização

- Um paciente que necessita de diagnóstico ou tratamento e não pode cooperar devido à falta de maturidade.

- Um doente que necessita de diagnóstico ou tratamento e não pode cooperar devido a incapacidades mentais ou físicas.

- Um paciente que necessita de diagnóstico ou tratamento e não coopera depois de outras técnicas de gestão do comportamento terem falhado.

- Quando a segurança do doente ou do profissional estaria em risco sem a utilização protetora da imobilização.

Contra-indicações

- Um doente cooperante

- Um doente que não pode ser imobilizado em segurança devido a condições médicas ou sistémicas subjacentes

- Como castigo

- Não deve ser utilizado apenas para conveniência do pessoal.

Tipos de ajudas mecânicas para estabilização protetora[49]

1)Boca

I. **Lâminas de língua**
II. **Adereço de boca aberta (Figura 20)**

- Estes podem ser utilizados diretamente para abrir a boca

- Tem um núcleo de espuma durável no exterior de um abaixador de língua

- É também fácil de utilizar, durável e está disponível em dois tamanhos

III. **Adereço para a boca da muda (Figura 21)**

- Pode ser muito útil no tratamento de um doente difícil durante um período prolongado. É fabricado em tamanhos para adultos e crianças, permite a acessibilidade ao lado oposto da boca

- As suas desvantagens incluem a possibilidade de lacerações labiais e palatinas e luxação dos dentes se não for utilizado corretamente

- A boca do doente não deve ser forçada para além dos seus limites naturais, uma vez que isso provocará desconforto e pânico no doente, causando mais resistência e, eventualmente, o comprometimento das vias respiratórias

IV. **Blocos dentados de borracha (Figura 22)**

Disponível em vários tamanhos para se adaptar às superfícies oclusais dos dentes e estabilizar a
boca numa posição aberta. Os blocos de mordida devem ter fio dentário ligado para facilitar a sua recuperação se se deslocarem na boca.

V. **Protectores de dedos (Figura 23)**

Utilizado diretamente para abrir a boca

2)Corpo

I. **Quadro Papoose (Figura 24)**

- Simples de guardar e utilizar
- Está disponível em áreas para acolher crianças grandes e pequenas
- Possui estabilizadores de cabeça acoplados

- É reutilizável

- Necessário monitorizar a respiração se for utilizado em combinação com sedação

- Um doente extremamente resistente pode desenvolver hipertermia se ficar imobilizado durante demasiado tempo

- Qualquer paciente imobilizado necessita de assistência e supervisão constantes

II. Folha triangular

- O Mink descreveu esta técnica utilizando uma folha triangular para controlar um
criança resistente
- Permite que o paciente fique na vertical durante os exames radiográficos
- As suas desvantagens incluem a necessidade frequente de correias para manter a posição do doente na cadeira, a dificuldade da sua utilização em doentes pequenos e a possibilidade de obstrução das vias respiratórias
- A hipertermia pode ser outro problema durante longos períodos de imobilização
- É sublinhada a necessidade de uma supervisão constante para evitar estes problemas

III. Pedi-Wrap (Figura 25)

- Disponível em vários tamanhos e permite algum movimento sem deixar de confinar o doente
- O seu tecido de malha evita o desenvolvimento de hipertermia
- Necessita de correias para manter a posição do corpo na cadeira dentária
- Supervisão constante para evitar que o doente role para fora da cadeira

IV. **Almofada de feijão para cadeira dentária (Figura 26)**

- Desenvolvido para ajudar a acomodar confortavelmente pessoas hipnóticas e gravemente espásticas que necessitam de mais apoio e menos imobilização num ambiente dentário

- É reutilizável, lavável e de tamanho único para a maioria das pessoas
- Muitos doentes com deficiências físicas descontraem-se mais neste ambiente

3)Extremidades

- Correias de Posey(**Figura 27)**
- Tiras de velcro
- Toalha e fita adesiva
- Assistente extra

Características:

- Fixar nos braços da cadeira de dentista e permitir movimentos limitados com frequência

evita a reação excessiva de doentes resistentes ou combativos

- Útil para um doente com paralisia cerebral atetóide-espástica que tenta desesperadamente, mas

sem sucesso, para controlar os movimentos do corpo

4)Cabeça

- Cabeça posicionada **(Figura 28)**
- Taça de plástico
- Assistente extra

Características

- Utilizado para estabilizar a cabeça

10) FORMAÇÃO DO PESSOAL DE ESCRITÓRIO PARA A GESTÃO DE CRIANÇAS

Todos os auxiliares de um consultório que preste serviços dentários a crianças devem receber formação e participar na gestão do comportamento das crianças no consultório dentário.

Alguns auxiliares têm mesmo experiência substancial no tratamento ou assistência no tratamento de crianças enquanto estudantes. Isto, claro, fornece uma excelente base para aqueles que completam programas formais. No entanto, muitos dentistas têm auxiliares nas suas equipas que não tiveram essa formação formal[51] .

FORMAÇÃO DO AUXILIAR DE DENTISTA

Alguns dentistas confiam fortemente nas contribuições dos auxiliares dentários. Em alguns casos, o assistente ou higienista dentário pode até ser a pessoa "chave" no controlo do comportamento da criança.

Um programa de formação de um auxiliar de dentista para participar na gestão do comportamento da criança no consultório dentário irá, naturalmente, variar de acordo com a formação académica do auxiliar. Provavelmente, o método mais importante e mais comummente usado é a comunicação pessoal entre o dentista e o seu auxiliar. Ele deve definir qual é o papel dela. Isto é absolutamente importante. O dentista deve comunicar à auxiliar exatamente o que espera dela, enquanto conduz a criança através de uma experiência dentária. Reuniões regulares da equipa para discutir a filosofia de gestão da criança subscrita pelos dentistas podem ser muito importantes[51] .

A PRIMEIRA CONSULTA NÃO URGENTE

Se o dentista estiver verdadeiramente interessado em fornecer o melhor programa para a prevenção de doenças dentárias nos seus pacientes infantis, aceitará muitos pacientes mesmo antes da idade de um ano. Experiências clínicas em muitos consultórios dentários mostraram que os pais estão mais abertos a medidas preventivas caseiras durante o período de dentição da criança (Roche, 1970). Temos provas de que a cárie dentária pode ocorrer num grau alarmantemente elevado em crianças com menos de dois anos de idade (Hennon, 1969). Para prevenir a boca do biberão ou "cárie do biberão", o dentista deve ter a oportunidade de examinar a criança e falar com os pais antes de a criança ter três anos de idade. Examinar a criança

antes da erupção de todos os dentes decíduos, permite ao dentista detetar aberrações no número de dentes, problemas de erupção e indícios de traumatismos na dentição decídua.

O assistente dentário da cadeira desempenha um papel muito importante neste primeiro exame oral não emergente da criança muito pequena. Um método eficiente e comprovado para este exame consiste em fazer com que os pais se sentem confortavelmente na cadeira dentária, segurando a criança ao colo. A cabeça da criança fica apoiada no braço direito da mãe, enquanto esta segura os braços da criança, segurando o pulso direito com a mão direita e o pulso esquerdo com a mão esquerda. O dentista senta-se à direita da cadeira e segura a cabeça da criança entre os seus pulsos, enquanto utiliza um espelho e um explorador para efetuar o exame.

A assistente dentária senta-se no seu banco à esquerda da cadeira dentária, de modo a que o seu nível de visão esteja acima do nível do dentista. Assim, ela pode olhar para baixo e observar todo o procedimento de exame.

Normalmente, o assistente dentário permanece em silêncio durante este procedimento, permitindo que o dentista fale com os pais e o doente sem qualquer interferência. O seu papel verbal surge mais tarde, depois de o exame estar concluído e o dentista ter saído do bloco operatório. Ela pode então querer pegar na criança e segurá-la, aproveitando o contacto corporal para o desenvolvimento do vínculo

A CONSULTA DE ROTINA

Muitos dentistas exigem que os pais permaneçam na sala de receção durante o tratamento de rotina. Muitos consultórios dentários têm uma sala intermédia entre a sala de receção e o bloco operatório para permitir que o assistente dentário transfira a mãe e a criança da sala de receção para o interior dos consultórios. Nesta sala intermédia, a criança e os pais são separados enquanto o assistente dentário transfere a criança para o bloco operatório.

Para praticar esta política de separação, na qual se espera que o auxiliar de medicina dentária separe a criança dos pais e faça a transferência da sala de receção ou da sala provisória para o bloco operatório, deve certamente receber formação e instruções específicas para realizar este ato. Uma descrição desta

servirá de exemplo da importância de fornecer instruções específicas para que o auxiliar de dentista participe na gestão do comportamento da criança no consultório dentário.

Quando a assistente dentária vai à sala de receção buscar a criança, encontra-a frequentemente sentada ao colo dos pais. Se a criança resistir à separação agarrando-se à mãe, a assistente dentária pode tranquilizar os pais e, ao mesmo tempo, colocar a sua mão direita no colo da criança. A assistente dentária desliza então as suas mãos por baixo dos braços da criança, enquanto descreve a "saída" da criança da sala de receção, tranquilizando os pais e dizendo-lhes que serão convidados a entrar em breve. Naturalmente, pressupõe-se que, antes da consulta, os pais tenham sido informados de que terão de permanecer na sala de receção durante o tempo de tratamento.

Alguns dentistas preferem fazer eles próprios a separação da criança e do pai na primeira consulta e, depois disso, atribuem essa tarefa ao assistente dentário ou ao higienista.

GESTÃO DA CRIANÇA COM PROBLEMAS DE COMPORTAMENTO

O papel da assistente dentária na gestão do problema de comportamento varia naturalmente de acordo com a sua capacidade de influenciar a criança e de acordo com o grau de participação que o dentista com quem trabalha espera dela. Muitos higienistas dentários e assistentes tornaram-se extremamente hábeis em influenciar o comportamento da criança no consultório dentário, e alguns dentistas confiam fortemente nas suas contribuições para conseguir um comportamento aceitável.

Alguns dentistas preferem que o assistente dentário seja bastante passivo e que fale pouco. No entanto, o assistente dentário terá responsabilidades específicas e dará um contributo significativo para a gestão de um problema de comportamento.

Depois de sentar uma criança na cadeira dentária, a assistente informa o dentista de que o doente está pronto. No entanto, o assistente dentário tem de permanecer na cadeira para se certificar de que a criança não se magoa com o equipamento que pode alcançar e que permanece no local onde foi colocada. Se a criança estiver a reagir desfavoravelmente e a dar indicações de resistência e rejeição do tratamento, é importante que o dentista esteja preparado para começar o tratamento do doente assim que este tiver sido colocado na cadeira dentária.

A maioria dos dentistas utiliza a modulação da voz numa abordagem firme mas amigável para obter cooperação e para conduzir a criança através de uma experiência dentária agradável. No entanto, se todos os seus esforços não produzirem os resultados desejados e a criança continuar a chorar ou a resistir fisicamente ao tratamento, o dentista pode recorrer a procedimentos de contenção.

O dentista coloca a sua mão sobre a boca de uma criança fisicamente resistente e, ao mesmo tempo, fala com uma voz firme mas amigável ao ouvido da criança. Ele está a exigir cooperação e o fim da resistência. Neste caso, a assistente dentária tem um contributo importante a dar. Ela está a treinar as pernas da criança. No caso de uma criança mais nova, ela pode ter a responsabilidade de segurar as pernas com o braço esquerdo e os braços da criança com o braço direito. Quando a criança indica que pretende cooperar, ela interrompe imediatamente o contacto com o corpo da criança. No entanto, continua a estar preparada para imobilizar as pernas da criança se esta voltar a resistir.

Mais uma vez, devemos enfatizar a importância de o dentista comunicar ao assistente dentário as tarefas específicas e os contributos que espera que este faça ao longo de qualquer procedimento dentário[51] .

PAPEL DO AUXILIAR DE DENTISTA EM SITUAÇÕES ESPECIAIS

O tratamento da criança deficiente implica os mesmos princípios que os aplicados a qualquer criança, com modificações. O assistente dentário deve estar ciente destas modificações. Finn, (1973), no seu texto, Clinical Pedodontics, enfatizou que o tratamento dentário da criança deficiente só pode ser realizado através de um trabalho de equipa bem coordenado entre o dentista e o seu pessoal auxiliar. Para conseguir a cooperação necessária, o dentista deve disponibilizar à sua assistente dentária toda a informação pré-tratamento relativa ao doente, para que ela se possa preparar adequadamente para o seu importante papel no tratamento dentário da criança. Mais uma vez, no entanto, o dentista deve explicar aos seus auxiliares o seu papel no tratamento da criança deficiente.

É essencial que o ambiente do consultório dentário favoreça o desenvolvimento da confiança e da segurança do paciente infantil. Cada membro do pessoal deve demonstrar uma atitude genuinamente amigável para com a criança que visita o consultório. Isto não significa que o pessoal deva ser excessivamente solicito, mas deve sempre contribuir para um ambiente agradável. É da responsabilidade do dentista assegurar que todos dão este contributo[51] .

Odontologia a quatro mãos

Glene Robinson, em 1968, descreveu a medicina dentária a quatro mãos como uma prática em que o dentista e o assistente trabalham como uma equipa para realizar algumas operações que foram planeadas com a intenção de beneficiar o doente. Envolve o trabalho coordenado e competente de um assistente a tempo inteiro, que foi formado para trabalhar com o dentista durante qualquer procedimento clínico e outros trabalhos no consultório dentário[44] .

A medicina dentária a quatro mãos envolve um estudo cuidadoso das diferentes fases da gestão do consultório com a intenção de conservar o tempo e reduzir o stress associado à prática. Nesta forma de medicina dentária, o dentista cumpre algumas obrigações para com o auxiliar e atribui-lhe todas as outras tarefas. Isto complementa a aplicação do equipamento dentário mais moderno que foi deliberadamente selecionado para a operação.

Para ser mais produtiva, a medicina dentária a quatro mãos necessita de alguns elementos básicos, tais como a seleção do equipamento. A seleção e o desenvolvimento de técnicas devem ter como objetivo obter a máxima eficiência operacional. O equipamento operatório que facilitaria a medicina dentária a quatro mãos deve ser selecionado e organizado de modo a facilitar a tarefa do assistente e do operador. Independentemente da configuração selecionada, o resultado final deve ser tal que tanto o operador como o assistente tenham melhor acessibilidade e visibilidade durante quaisquer procedimentos clínicos.

Nas últimas décadas, tem-se assistido a um declínio da ênfase nos princípios da medicina dentária a quatro mãos no ensino formal da medicina dentária, o que resultou na produção de profissionais de medicina dentária sem um conhecimento amplo das estratégias ergonómicas adequadas a seguir no consultório dentário privado.

PRINCÍPIOS DA MEDICINA DENTÁRIA A QUATRO MÃOS

A utilização da medicina dentária a quatro mãos tem sido considerada como uma parte essencial da medicina dentária clínica. Tornou-se bastante evidente que um auxiliar dentário bem treinado e competente é tão importante como qualquer instrumento sofisticado na configuração clínica. A utilização adequada de um par de mãos extra do auxiliar numa configuração dentária sentada a quatro mãos é geralmente considerada como um método ideal de prestação de serviços dentários[44] .

Este conceito de prestação de serviços dentários consiste em quatro princípios básicos:

- Realizar a operação numa posição sentada.
- Utilização correcta das competências do auxiliar.
- Organização correcta das diferentes partes do consultório.
- Simplificar ao máximo a tarefa planeada.

ESTRATÉGIAS PARA ASSEGURAR UMA MEDICINA DENTÁRIA A QUATRO MÃOS EFICAZ

a)Trabalho de equipa:

De modo a implementar eficazmente as técnicas da verdadeira medicina dentária a quatro mãos, cada membro da equipa dentária deve assumir responsabilidades individuais e de equipa. Cada membro da equipa deve reconhecer a necessidade de trocar instrumentos, reposicionar o doente e melhorar a acessibilidade e a visibilidade da área de trabalho.

b) Estratégias para o operador:

O profissional deve preparar uma metodologia para efetuar alguns procedimentos dentários de base. Isto pode envolver comunicações não verbais que indiquem a necessidade de troca de instrumentos ou materiais.

c) Estratégias para o assistente dentário:

O auxiliar deve compreender corretamente o procedimento, antecipar as necessidades do operador e reconhecer qualquer alteração no procedimento ou nos instrumentos.

RESPONSABILIDADES DA EQUIPA DURANTE A TRANSFERÊNCIA DE INSTRUMENTOS[44]

a) Requisitos do operador:

Para maximizar a eficácia de um procedimento de transferência de instrumentos, o operador deve recorrer a um apoio para os dedos da sua mão de trabalho na cavidade oral, o que, por sua vez, ajudará os membros da equipa a localizar o ponto de transferência dos instrumentos. Devem ser planeados sinais não verbais e comunicações verbais específicos para facilitar o trabalho.

b) Requisitos dos assistentes:

A fim de aumentar a eficiência de uma técnica de transferência de instrumentos, o assistente deve dispor os instrumentos num tabuleiro ou cassete pré-definido de acordo com a sequência de utilização na operação. O assistente deve antecipar a necessidade de entregar os instrumentos sequencialmente e deve estar preparado para qualquer alteração no procedimento.

c) Requisitos da equipa:

A equipa operatória deve observar os movimentos do doente, especialmente durante qualquer troca de seringas ou outros instrumentos cortantes. A equipa deve seguir um procedimento seguro e normalizado para qualquer tratamento.

TIPOS DE TRANSFERÊNCIA DE INSTRUMENTOS

As três transferências de instrumentos mais comuns utilizadas atualmente em medicina dentária são as transferências com uma mão, com duas mãos e com seringa oculta.

Técnica de transferência com uma só mão (operador destro):

Este é o tipo mais comum de técnica de transferência. Neste procedimento, o assistente transfere o instrumento com a mão esquerda e segura a ponta do evacuador ou qualquer seringa de água com a mão direita. Para um operador canhoto, todas as posições são invertidas. A transferência de instrumentos com uma só mão para um operador destro é ilustrada nas seguintes directrizes de procedimento. Todos os instrumentos devem ser montados de acordo com a sequência de utilização e o tabuleiro de instrumentos deve ser colocado o mais próximo possível do doente. O tabuleiro deve ser colocado na posição vertical ou horizontal. O equipamento auxiliar, tal como o dique de borracha e as seringas, deve ser colocado no armário móvel a uma distância distante do doente

No início de qualquer procedimento, o espelho deve ser passado com a mão direita e o explorador deve ser passado com a mão esquerda. O instrumento a ser transferido deve ser apanhado na mão esquerda e deve ser posicionado entre o primeiro dedo e o polegar. O instrumento deve ser apoiado no dedo médio, de modo a que a extremidade de trabalho fique posicionada para o arco correto e a 10-12 polegadas da mão do operador. O operador deve dar sinal para que se efectue a troca, movendo o instrumento que está a ser utilizado até que este fique acima da primeira articulação. Deve ter-se o cuidado de evitar perfurar as luvas[44] .

A transferência a duas mãos:

Esta forma de transferência é sobretudo utilizada durante a transferência de instrumentos volumosos, como pinças de borracha ou pinças cirúrgicas. Neste processo de transferência, o assistente pega no instrumento usado com uma mão e transporta o instrumento a ser entregue com a mão oposta. A utilização de sucção de grande volume e de uma seringa de ar-água é limitada durante este tipo de transferência.

Entrega do espelho dentário e do Explorer:

No início da maioria dos procedimentos dentários, estes dois instrumentos de diagnóstico são transferidos simultaneamente pelo assistente. Com a mão direita, o espelho dentário é transportado para cima a partir da pega. Simultaneamente, o explorador é transportado para cima, segurando um terço da pega do instrumento junto ao assistente. Os instrumentos são posicionados na parte de entrega das mãos e devem ser passados da forma desejada quando o operador dá um sinal verbal ou não verbal.

Utilização de pinças de tecido sem fecho:

Durante a utilização de pinças não bloqueadas, deve ter-se o cuidado de agarrar a pinça de modo a evitar qualquer separação dos bicos. Durante a transferência, as pinças são colocadas em paralelo com o instrumento utilizado que vai ser trocado. Durante a devolução da pinça, a extremidade ativa deve ser agarrada com a palma da mão para evitar derrames e a queda do conteúdo.

Entrega de pequenos objectos:

Os aplicadores de algodão e outros instrumentos pequenos devem ser transportados como os outros instrumentos. Para a transferência de medicamentos, deve ser passado o instrumento de inserção e, em seguida, deve ser transportada a compressa com o medicamento para melhor acessibilidade do operador.

Entrega de tesouras:

Para a entrega da tesoura, o assistente deve colocá-la em paralelo com os instrumentos a trocar. Para o efeito, o operador deve modificar a posição da mão para colocar o polegar e o primeiro ou segundo dedo nos anéis do cabo. Durante a devolução da tesoura, os bicos devem apontar para o assistente.

Transferência com seis mãos:

Durante quaisquer casos cirúrgicos complexos, como as cirurgias endodônticas, o microscópio de alta potência desempenha um papel crucial. Um terceiro conjunto de mãos torna-se importante para o isolamento, a retração, a preparação do material, etc. Enquanto o primeiro auxiliar permanece em sincronia com o operador no local da operação, o segundo auxiliar antecipa as necessidades do assistente principal e do operador[44] .

CONCLUSÃO

Os profissionais de saúde dentária precisam de adquirir uma compreensão da natureza dinâmica da ansiedade dentária infantil para lhes permitir apreciar os sentimentos ocultos e a complexidade subjacente associada à apresentação do doente infantil ansioso. Ao fazê-lo, estarão a fornecer a base para um tratamento empático do doente dentário infantil, a reduzir o potencial de regressão, bem como as fantasias suscitadas e relacionadas com a experiência real do tratamento dentário. Através de um tratamento cuidadoso da criança e dos pais, a equipa dentária pode ajudar a criança com medo a lidar com a situação e a aceitar o tratamento dentário.

É durante estas alturas que as competências clínicas e de gestão de doentes do dentista são testadas de forma mais completa. O sucesso requer um conhecimento pessoal do doente e uma compreensão do comportamento e desenvolvimento humanos. Uma avaliação adequada do comportamento das crianças ajuda o dentista a planear as consultas e a prestar um tratamento dentário eficaz e eficiente.

A utilização adequada de técnicas de gestão pode melhorar o comportamento da criança em visitas subsequentes ao dentista. Finalmente, a comunicação mais eficaz reflecte sempre a personalidade dos próprios profissionais de medicina dentária. Ao lidar com uma criança com ansiedade dentária, é extremamente importante concluir o tratamento. A conclusão do tratamento não só tem implicações para a saúde do paciente, mas também permitirá que a criança perceba que o procedimento não foi tão aversivo quanto se esperava. Esta sensação de domínio irá provavelmente permitir que a criança enfrente futuras consultas dentárias com menos ansiedade.

BIBLIOGRAFIA

1. Sharath A, Rekka P, Muthu MS, Prabhu VR, Sivakumar N. Padrão de comportamento das crianças e técnicas de gestão do comportamento utilizadas num programa estruturado de pós-graduação em medicina dentária. Journal of Indian Society of Pedodontics and Preventive Dentistry (Jornal da Sociedade Indiana de Pedodontia e Odontologia Preventiva). 2009 Jan 1;27(1):22.

2. Clifford T Morgan Richard A King J R Weisz J Schopler, Introduction To Psychology, 7ª edição, Noida, Uttar Pradesh, Índia: Mcgraw-hill, 2001.

3. David Skuse, Helen Bruce, Linda Dowdney. David Mrazek,Child psychology and psychiatry : frameworks for practice, Segunda edição, Estados Unidos da América; John Wiley & Sons, Ltd., Publicação, 2011.

4. Riba H, Al-Zahrani S, Al-Buqmi N, Al-Jundi A. Uma revisão das escalas de avaliação do comportamento em odontopediatria e sugestão de modificação da escala de Frankl. EC Dental Science. 2017;16(6):269-75.

5. Bajrić E, Kobašlija S, Huseinbegović A, Marković N, Selimović-Dragaš M, Muratbegović AA. Fatores que determinam o comportamento da criança durante o tratamento odontológico. Jornal dos Balcãs de Medicina Dentária. 2016 Jul 1;20(2):69-77.

6. Appukuttan DP. Estratégias para gerir pacientes com ansiedade dentária e fobia dentária: revisão da literatura. Clinical, cosmetic and investigational dentistry. 2016;8:35.

7. Alsarheed M. Children's perception of their dentists (A perceção que as crianças têm dos seus dentistas). Revista Europeia de Medicina Dentária. 2011 Abr;5(2):186.

8. de León JL, Jimeno FG, Dalmau LB. Aceitação pelos pais espanhóis das técnicas de gestão do comportamento utilizadas em odontopediatria. Arquivos europeus de odontologia pediátrica. 2010 Aug 1;11(4):175-8.

9. Taylor JA. Uma escala de personalidade de ansiedade manifesta. The Journal of abnormal and social psychology. 1953 Abr;48(2):285.

10. Lautch H. Dental phobia. The British Journal of Psychiatry. 1971 Aug;119(549):151-8.

11. Barenie JT, Ripa LW. A utilização de técnicas de modificação do comportamento para gerir com êxito o paciente dentário infantil. The Journal of the American Dental Association. 1977 Feb 1;94(2):329-34.

12. Dunn J. Sibling relationships in early childhood (Relações entre irmãos na primeira infância). Child development. 1983 Aug 1:787-811.

13. Mejàre I, Ljungkvist B, Quensel E. Crianças em idade pré-escolar com comportamento não cooperante na situação dentária: algumas características e factores de contexto. Ata Odontologica Scandinavica. 1989 Jan 1;47(6):337-45.

14. Acs G, Musson CA, Burke MJ. Ensino atual de contenção e sedação em Odontopediatria: um inquérito aos directores de programas. Pediatr Dent. 1990 Nov;12(6):364-7.

15. De Jongh A, Muris P, Ter Horst G, Duyx MP. Aquisição e manutenção da ansiedade dentária: o papel das experiências de condicionamento e dos factores cognitivos. Behaviour Research and Therapy. 1995 Feb 1;33(2):205-10.

16. Barton DH, Hatcher E, Potter R, Henderson HZ. Atitudes e memórias dentárias: um estudo dos efeitos da mão sobre a boca/contenção. Odontopediatria. 1993;15(1):13-9.

17. Kuhn BR, Allen KD. Expandir a tecnologia de gestão do comportamento infantil em odontopediatria: uma perspetiva da ciência comportamental. Odontopediatria. 1994 Jan;16:13-.

18. Hosey MT, Blinkhorn AS. An evaluation of four methods of assessing the behaviour of anxious child dental patients. International Journal of Paediatric Dentistry. 1995 Jun;5(2):87-95.

19. Arnrup K, Broberg AG, Berggren U, Bodin L. Lack of cooperation in pediatric dentistry-the role of child personality characteristics. Odontopediatria. 2002;24(2):119-28.

20. Peretz B, Gluck GM. O uso de contenção no tratamento de pacientes pediátricos dentários: velhos e novos conhecimentos. Revista internacional de odontologia pediátrica. 2002 Nov;12(6):392-7.

21. Crossley ML, Joshi G. An investigation of paediatric dentists' attitudes towards parental accompaniment and behavioural management techniques in the UK (Uma investigação das atitudes dos dentistas pediátricos relativamente ao acompanhamento parental e às técnicas de gestão comportamental no Reino Unido). British dental journal. 2002 maio;192(9):517.

22. Brill W. O efeito do tratamento restaurador no comportamento das crianças na primeira consulta de recordação numa clínica dentária pediátrica privada. Journal of Clinical Pediatric Dentistry. 2002 Jul 1;26(4):389-93.

23. Law CS, Blain S. Abordagem do paciente pediátrico dentário: A review of nonpharmacologic behavior management strategies. CDA J. 2003 Sep;31:703-13.

24. Milsom KM, Tickle M, Humphris GM, Blinkhorn AS. A relação entre ansiedade e experiência de tratamento dentário em crianças de 5 anos de idade. British dental journal. 2003 May;194(9):503.

25. Fayle SA, Tahmassebi JF. Odontopediatria no novo milénio: 2. Gestão do comportamento - Ajudar as crianças a aceitar a medicina dentária. Dental update. 2003 Jul 2;30(6):294-8.

26. Eaton JJ, McTigue DJ, Fields HW, Beck FM. Attitudes of contemporary parents toward behavior management techniques used in pediatric dentistry. Odontopediatria. 2005 Mar 1;27(2):107-13.

27. Klingberg G, Dahllöf G, Erlandsson AL, Grindefjord M, Hallström-Stalin U, Koch G, LUNDIN SÅ. A survey of specialist paediatric dental services

in Sweden: results from 2003, and trends since 1983. Revista internacional de odontologia pediátrica. 2006 Mar;16(2):89-94.

28. McQuistan MR, Kuthy RA, Daminano PC, Ward MM. General dentists' referrals of 3-to 5-year-old children to pediatric dentists. The Journal of the American Dental Association. 2006 maio 1;137(5):653-60.

29. Pickrell JE, Heima M, Weinstein P, Coolidge T, Coldwell SE, Skaret E, Castillo J, Milgrom P. Using memory restructuring strategy to enhance dental behaviour. International Journal of Paediatric Dentistry. 2007 Nov;17(6):439-48.

30. Klaassen MA, Veerkamp JS, Hoogstraten J. Dental fear, communication, and behavioural management problems in children referred for dental problems. Revista internacional de odontologia pediátrica. 2007 Nov;17(6):469-77.

31. Prabhakar AR, Marwah N, Raju OS. A comparison between audio and audiovisual distraction techniques in managing anxious pediatric dental patients. Journal of Indian Society of Pedodontics and Preventive Dentistry. 2007 Oct 1;25(4):177.

32. Klingberg G. Dental anxiety and behaviour management problems in paediatric dentistry-a review of background factors and diagnostics. Arquivos Europeus de Odontopediatria. 2008 Feb 1;9(1):11-5.

33. Ten Berge M. Dental fear in children: clinical consequences Suggested behaviour management strategies in treating children with dental fear. Arquivos Europeus de Odontopediatria. 2008 Feb 1;9(1):41-6.

34. Farhat-McHayleh N, Harfouche A, Souaid P. Técnicas de gestão do comportamento em odontopediatria: estudo comparativo da modelação

ao vivo e do "tell-show-do" baseado na frequência cardíaca das crianças durante o tratamento. Jornal da Associação Dentária Canadiana. 2009 May 1;75(4).

35. Gustafsson A, Broberg A, Bodin L, Berggren U, Arnrup K. Dental behaviour management problems: the role of child personal characteristics. Revista internacional de odontologia pediátrica. 2010 Jul;20(4):242-53.

36. Roberts JF, Curzon ME, Koch G, Martens LC. técnicas de gestão do comportamento em odontopediatria. Arquivos Europeus de Dentisteria Pediátrica. 2010 Aug 1;11(4):166-74.

37. Porritt J, Marshman Z, Rodd HD. Compreender a ansiedade dentária das crianças e abordagens psicológicas para a sua redução. Revista internacional de odontologia pediátrica. 2012 Nov;22(6):397-405.

38. Chaudhary N, Ahlawat B, Kumar A. Factors affecting children's behaviour in the dental office (Factores que afectam o comportamento das crianças no consultório dentário). Jornal de Ciências Farmacêuticas e Biomédicas. 2015 Dec 16;5(12).

39. Armfield JM, Heaton LJ. Gestão do medo e da ansiedade na clínica dentária: uma revisão. Australian dental journal. 2013 Dec;58(4):390-407.

40. Gupta A, Marya CM, Bhatia HP, Dahiya V. Gestão comportamental de uma criança ansiosa. Stomatologija. 2014;16(1):3-6.

41. Carter AE, Carter G, Boschen M, AlShwaimi E, George R. Pathways of fear and anxiety in dentistry: A review. Revista Mundial de Casos Clínicos: WJCC. 2014 Nov 16;2(11):642.

42. Viswanath D, Kumar M, Prabhuji ML. Dental anxiety, fear and phobia in children (Ansiedade, medo e fobia dentária em crianças). Int J Dent Res Dev. 2014;4(1):1-4.

43. Singh H, Rehman R, Kadtane S, Dalai DR, Jain CD. Técnicas para a gestão de comportamentos em odontopediatria. Revista internacional de estudos científicos. 2014 Oct;2(7):269-72.

44. Singh N, Jain A, Sinha N, Chauhan A, Rehman R. Aplicação da medicina dentária a quatro mãos na prática clínica: Uma revisão. Int J Dent Med Res. 2014;1(1):8-13.

45. Directrizes sobre orientação comportamental para o doente dentário pediátrico: Manual de referência da **Associação Americana de Odontopediatria**. Vol 37, n.º 6, *2015-16.*

46. Pani SC, AlAnazi GS, AlBaragash A, AlMosaihel M. Objective assessment of the influence of the parental presence on the fear and behavior of anxious children during their first restorative dental visit. Jornal da Sociedade Internacional de Odontologia Preventiva e Comunitária. 2016 Aug;6(Suppl 2):S148.

47. Cianetti S, Lombardo G, Lupatelli E, Pagano S, Abraha I, Montedori A, Caruso S, Gatto R, De Giorgio S, Salvato R, Cianetti S. Medo/ansiedade dentária entre crianças e adolescentes. Uma revisão sistemática. Jornal Europeu de Odontopediatria. 2017 Jun;18(2):121-30.

48. Vishwakarma AP, Bondarde PA, Patil SB, Dodamani AS, Vishwakarma PY, Mujawar SA. Eficácia de duas técnicas diferentes de modificação comportamental em crianças de 5-7 anos de idade: A randomized controlled trial. Jornal da Sociedade Indiana de Pedodontia e Odontologia Preventiva. 2017 Abr 1;35(2):143.

49. Nikhil Marwah: Textbook of Pediatric Dentistry, quarta edição, Nova Deli; Jaypee Brothers Medical Publishers, 2019.

50. Shobha Tandon, Textbook of Pedodontics,3rd edition, New delhi, India: Paras Medical Publishers, 2018.

51. Gerald Z. Wright. Behavior Management in Dentistry for Children, Segunda Edição, Estados Unidos da América; W.B Saunders Company, 1975.

52. Ripa, Barenie: Management of dental behaviour in children,1st edition, Estados Unidos da América; PSG publishing, Massachusetts, 1979.

53. Gerald Z. Wright, Paul E. Starkey, e Donald E. Gardner, Managing children's behavior in the dental office. 2nd edition, Toronto; The C.V. Mosby Company, 1983.

54. McDonald, Avery, Dean: Dentistry for child and **adolescent**, 10th edition,Indiana; Elsevier,Inc., 2016.

55. Sidney Finn **Clinical Pedodontics,** 4th edition, Reino Unido: W.B Saunders Company, 1987.

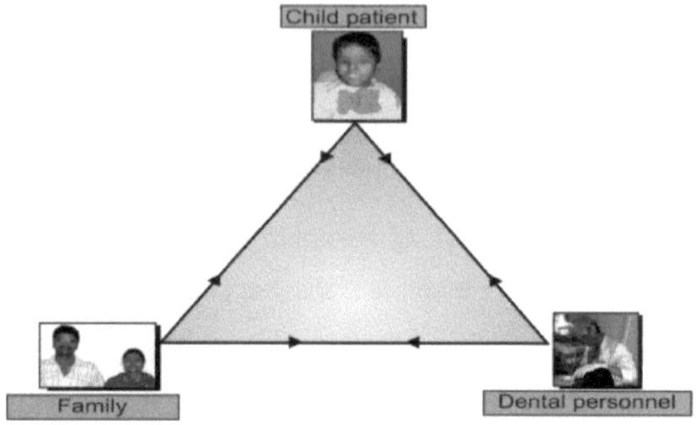

Figura 1: Modelo convencional

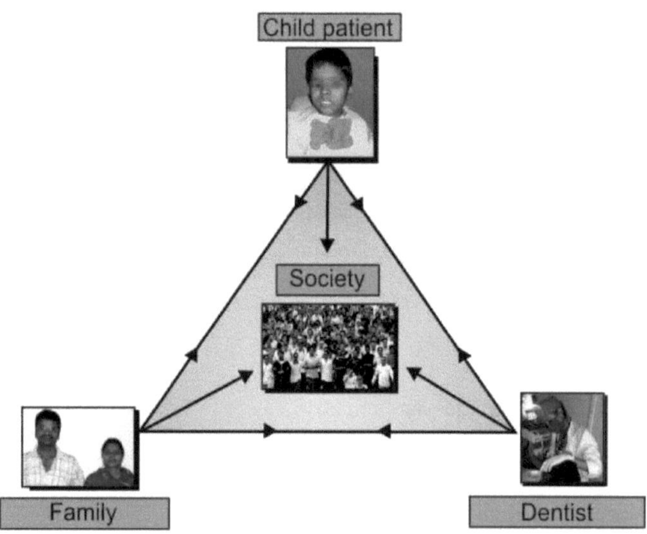

Figura 2: Modelo modificado

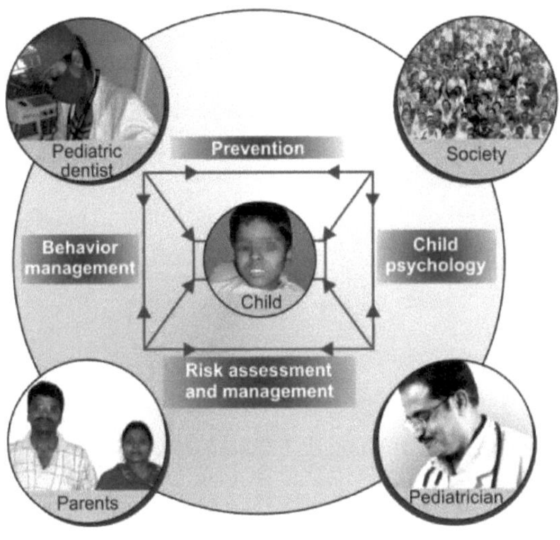

Figura 3: Modelo de tratamento em Odontopediatria

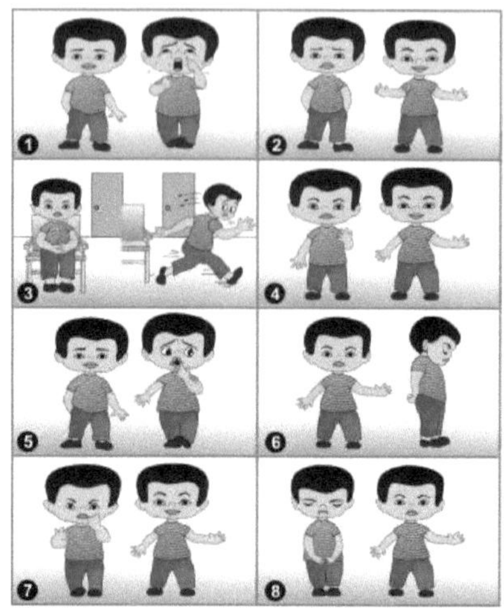

Figura 4: Teste da imagem de Venham

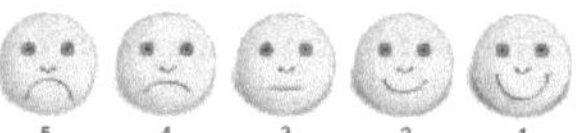

Figura 5: Escala da imagem facial

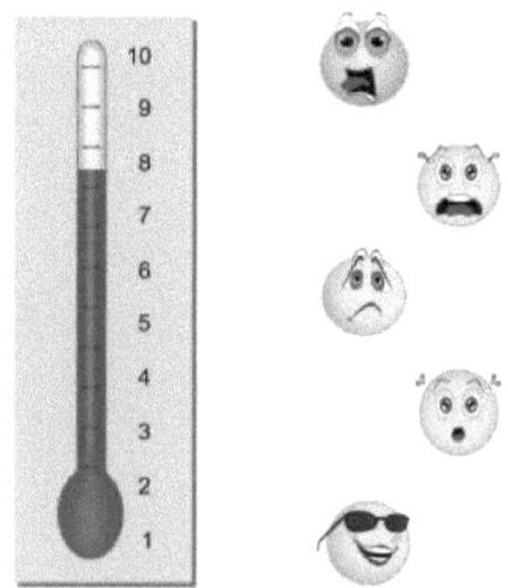

Figura 6: O meu termómetro do medo

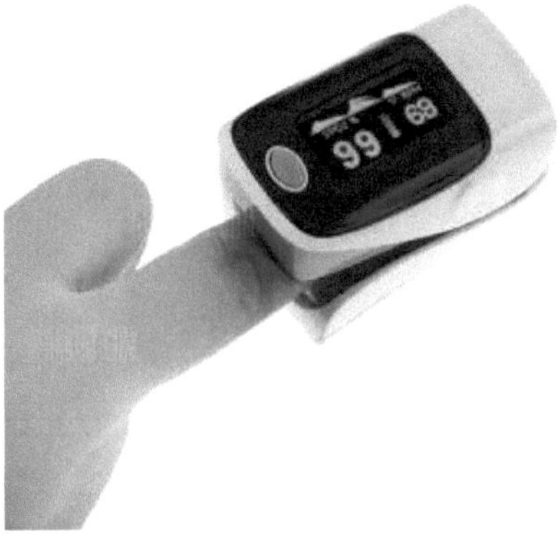

Figura 7: Oxímetro de pulso

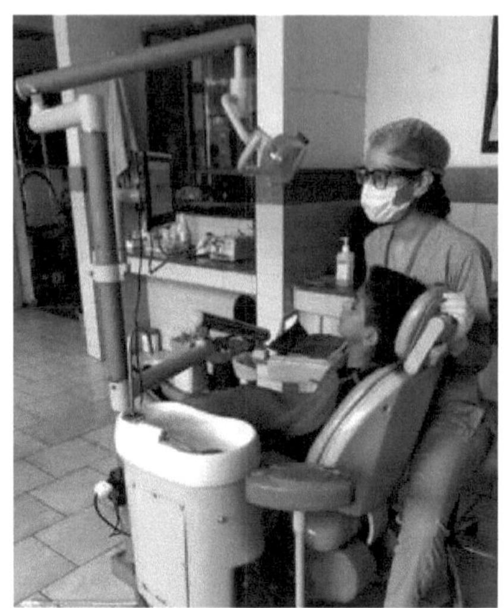

Figura 8: Distração audiovisual

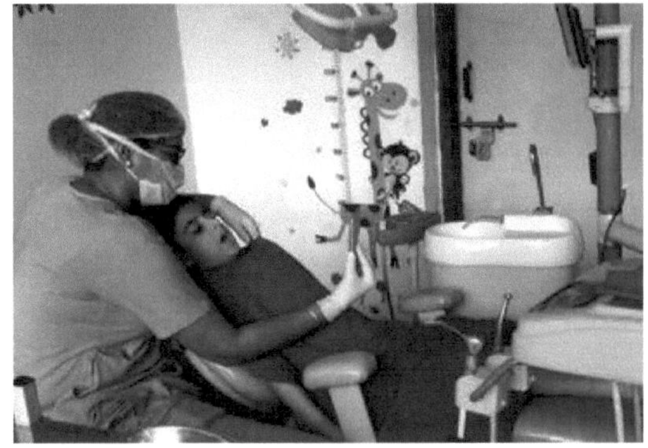

Figura 9: Contar

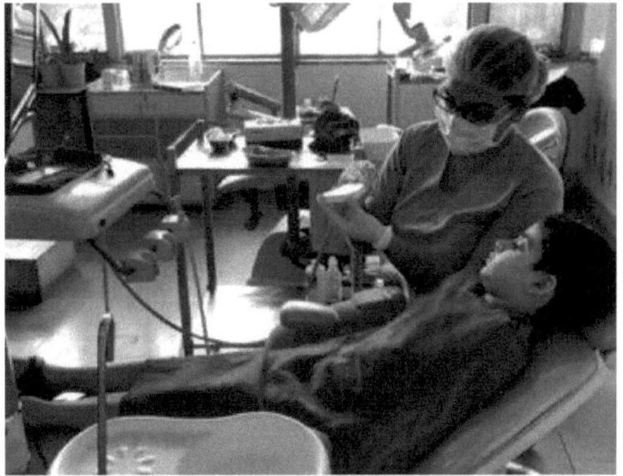

Figura 10: Mostrar

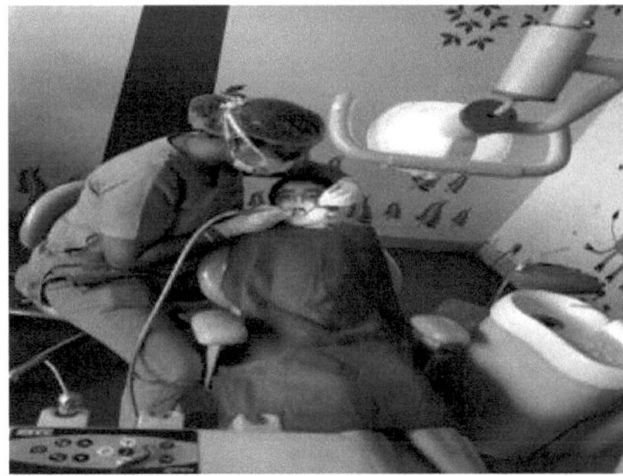

Figura 11: Fazer

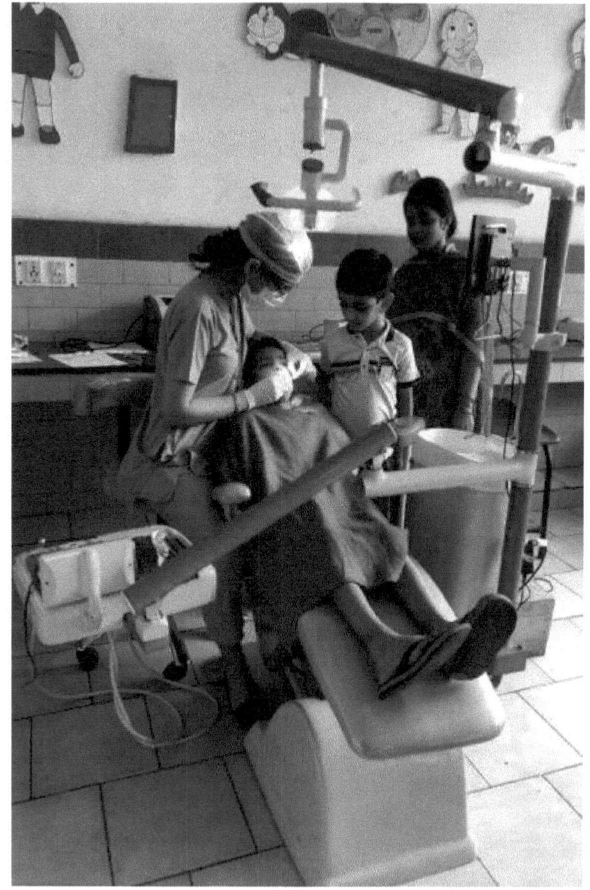

Figura 12: Os irmãos podem ser levados simultaneamente para o bloco operatório

nas visitas iniciais e subsequentes, para servir de modelo de comportamento adequado

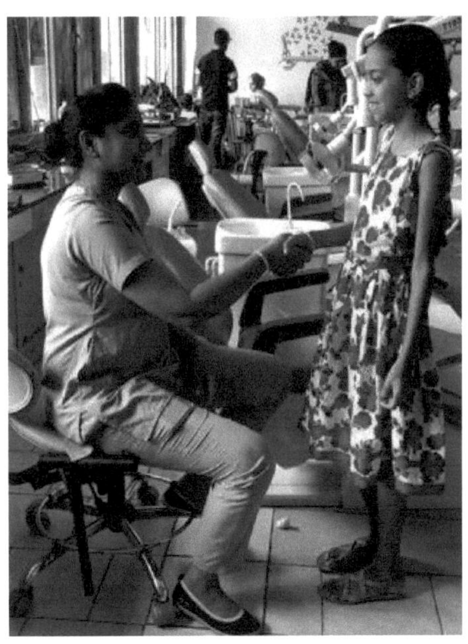

Figura 13: Os reforços sociais, como o aperto de mão, são normalmente dispensados após a conclusão do tratamento dentário mas também deve ser dispensado ao longo do tratamento

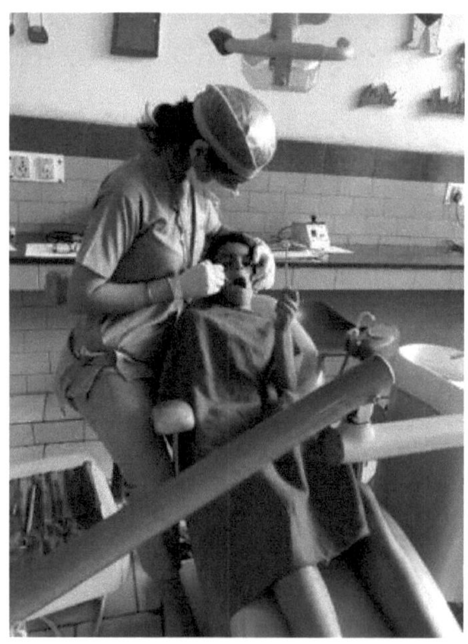

Figura 14: Uma forma de reforço de atividade é permitir que a criança ajude durante o tratamento dentário através da detenção de instrumentos.

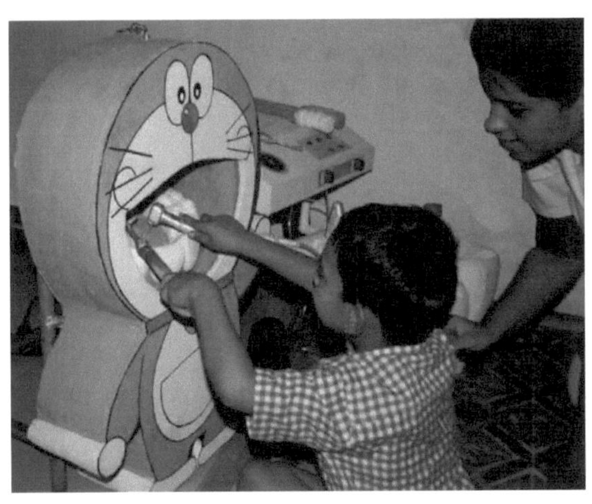

Figura 15: Contar jogar fazer

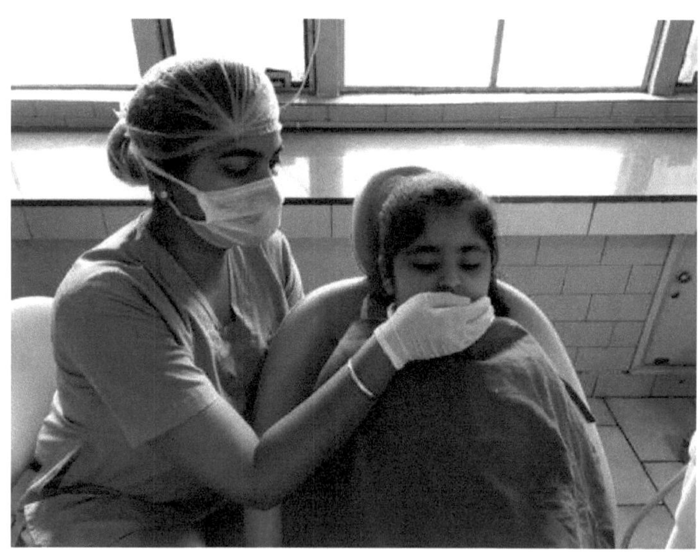

Figura 16: Exercício de mão sobre a boca

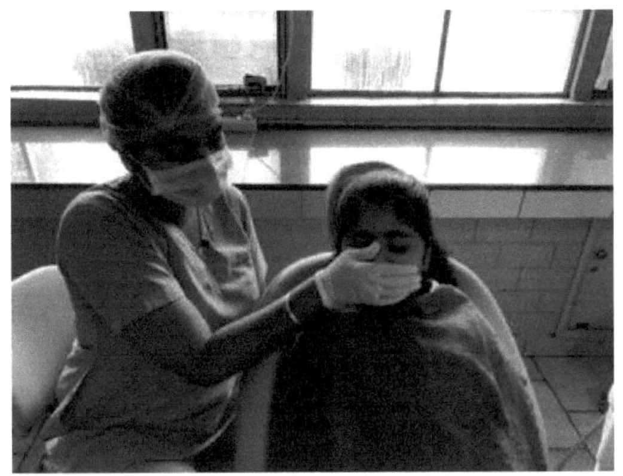

Figura 17: Restrição da via aérea mão-boca

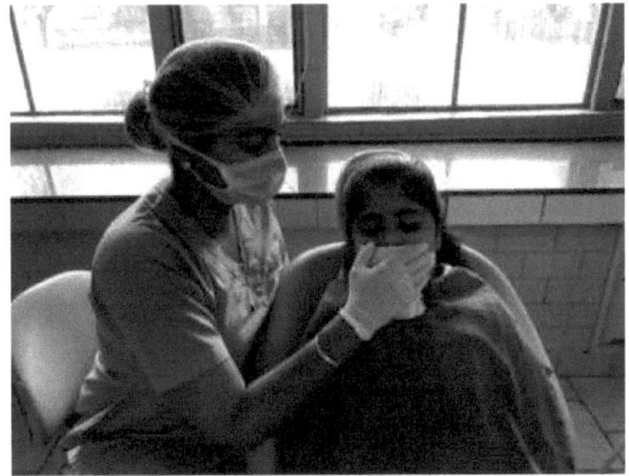

Figura 18: Toalha segurada apenas sobre a boca

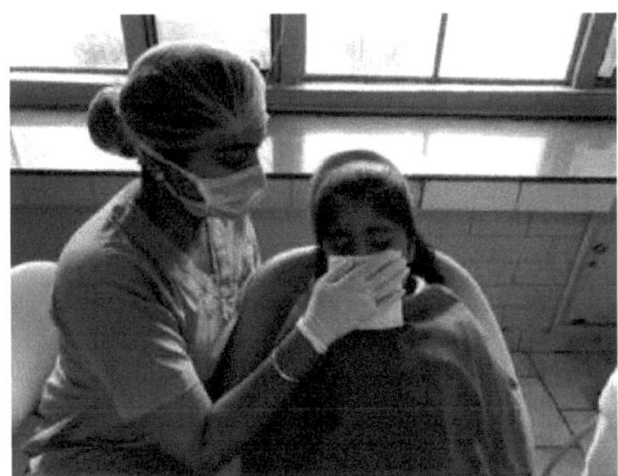

Figura 19: Toalha colocada sobre a boca e o nariz

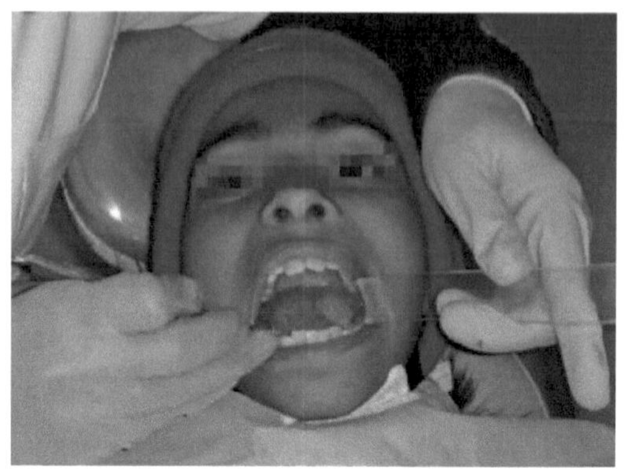

Figura 20: Adereço de boca aberta

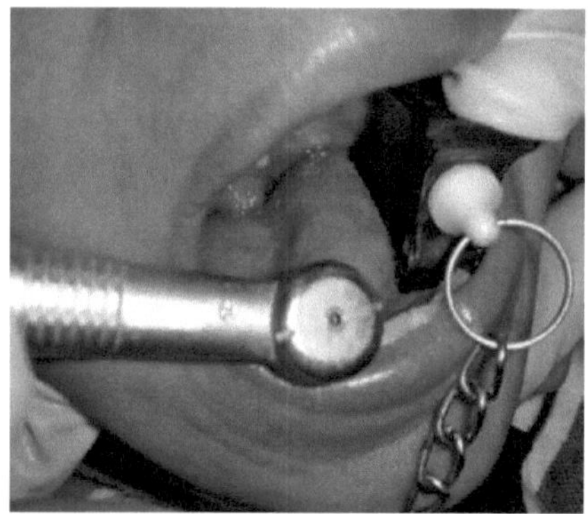

Figura 21: Adereço da boca da muda

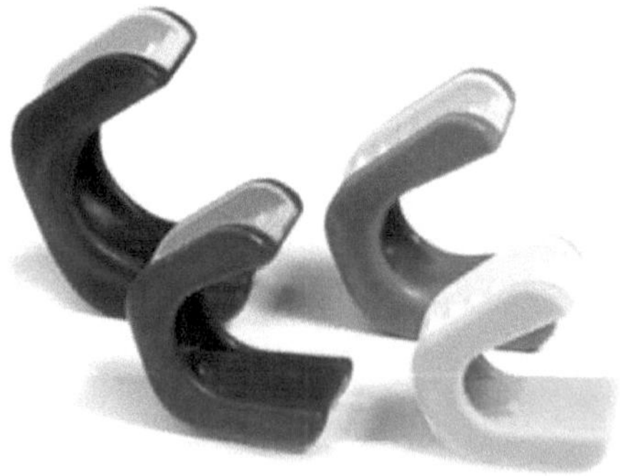

Figura 22: Blocos de mordedura de borracha

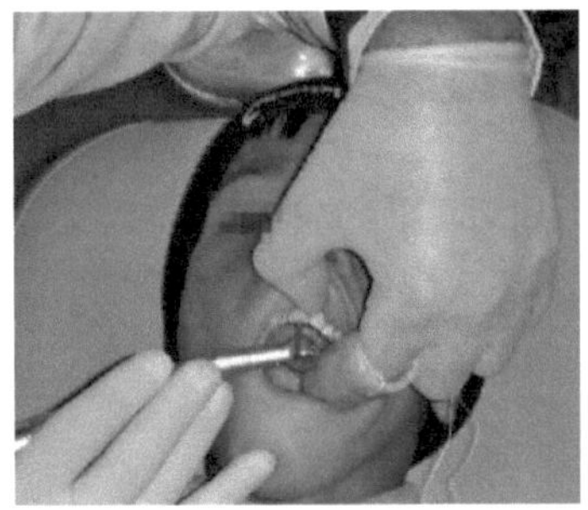

Figura 23: Protectores de dedos

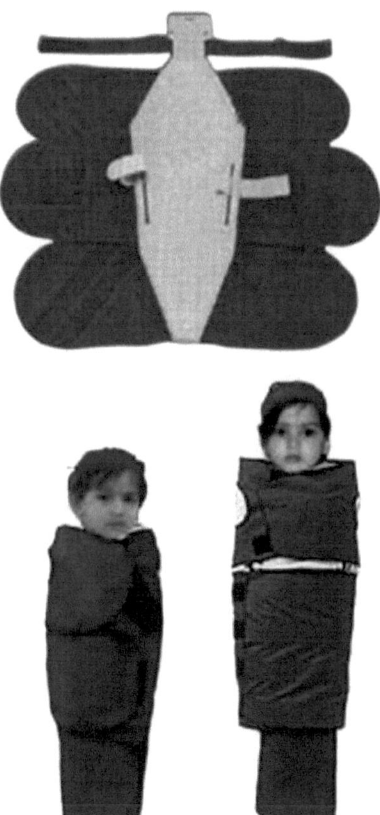

Figura 24: Placa Papoose

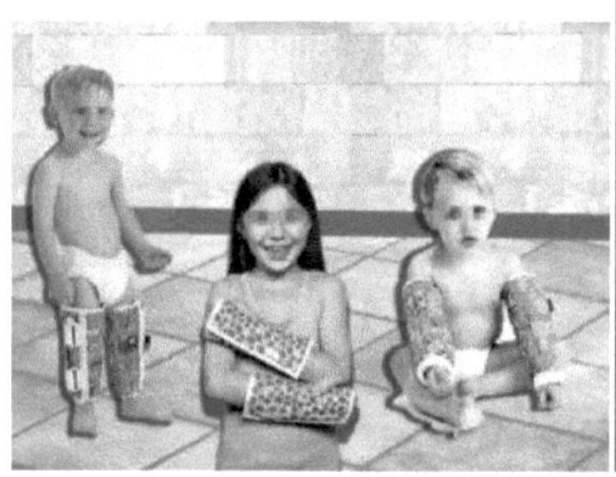

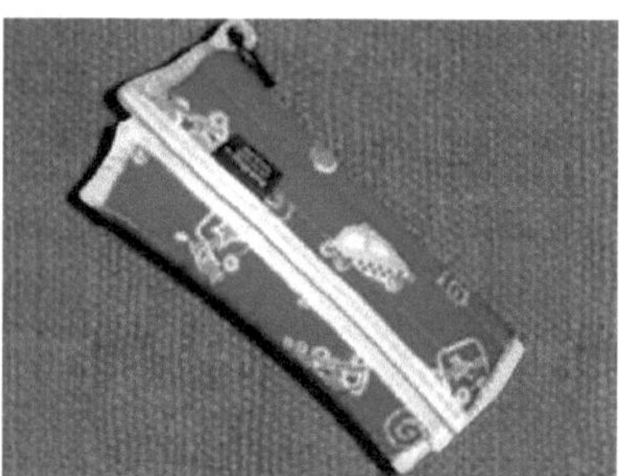

Figura 25: Invólucro Pedi

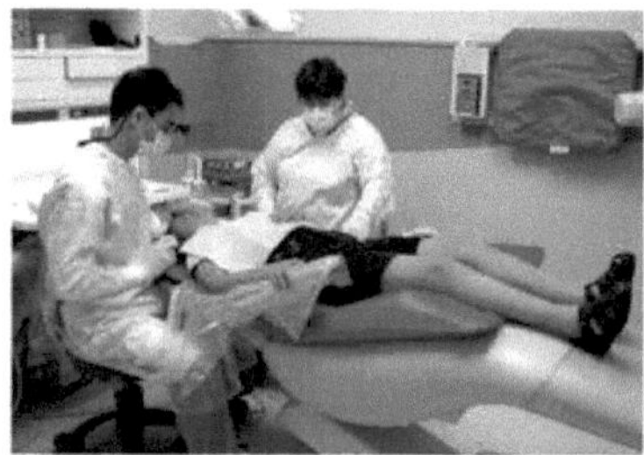

Figura 26: Almofada de feijão para cadeira dentária

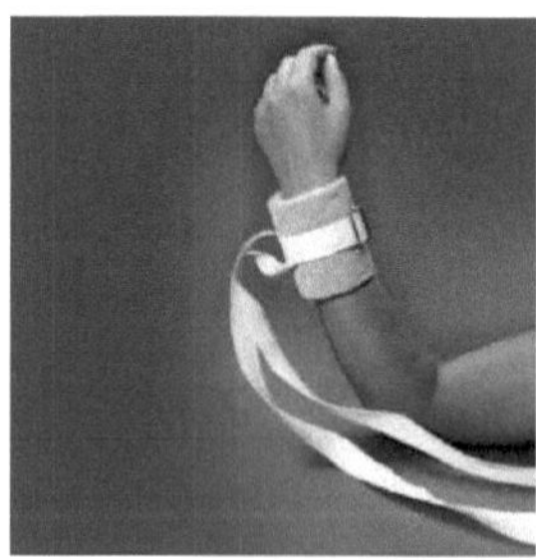

Figura 27: Correia de Posey

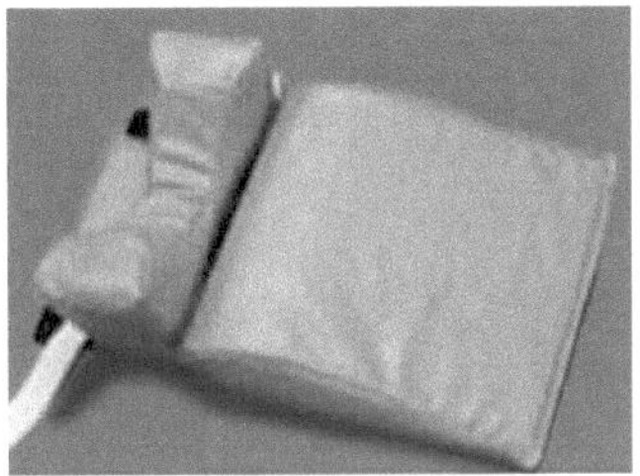

Figura 28: Posicionador de cabeça

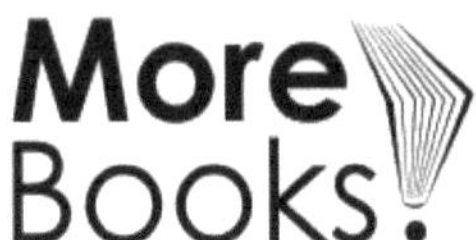

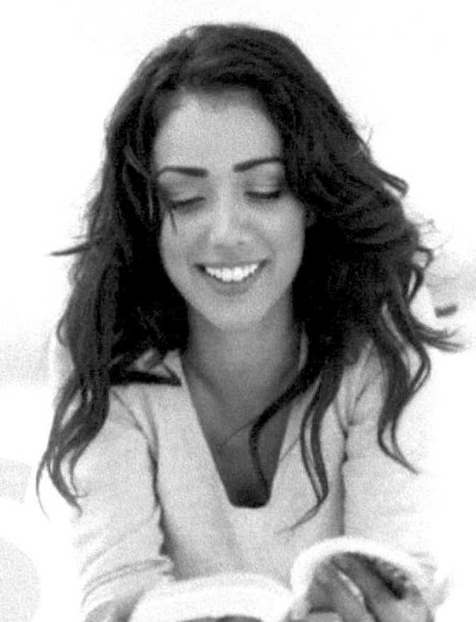

yes

I want morebooks!

Buy your books fast and straightforward online - at one of world's fastest growing online book stores! Environmentally sound due to Print-on-Demand technologies.

Buy your books online at
www.morebooks.shop

Compre os seus livros mais rápido e diretamente na internet, em uma das livrarias on-line com o maior crescimento no mundo! Produção que protege o meio ambiente através das tecnologias de impressão sob demanda.

Compre os seus livros on-line em
www.morebooks.shop

info@omniscriptum.com
www.omniscriptum.com

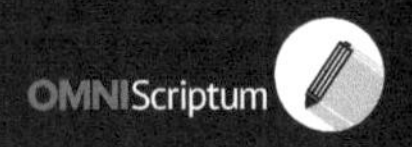

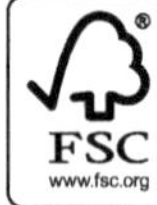
MIX
Papier aus verantwortungsvollen Quellen
Paper from responsible sources
FSC® C105338

Printed by Books on Demand GmbH, Norderstedt / Germany